Schattauer

Gabriele Mariell Kiebgis

Lehrbuch der Psychoaktiven Massage (PAM)

Berührung als integrativ-komplementäre Therapie

Mit einem Geleitwort von
Prof. Dr. med. Bruno Müller-Oerlinghausen

Mit Beiträgen von
Dr. med. Michaela Maria Arnold
Gayaneh Avanes Avakian
Susanne Carla Joos
Univ.-Prof. Dr. Dr. Christian Schubert

Schattauer

Gabriele Mariell Kiebgis
www.koerpertherapie-am-bodensee.de

Besonderer Hinweis
Die in diesem Buch beschriebenen Methoden sollen psychotherapeutischen Rat und medizinische Behandlung nicht ersetzen. Die vorgestellten Informationen und Anleitungen sind sorgfältig recherchiert und nach bestem Wissen und Gewissen weitergegeben. Dennoch übernehmen Autor und Verlag keinerlei Haftung für Schäden irgendeiner Art, die direkt oder indirekt aus der Anwendung oder Verwertung der Angaben in diesem Buch entstehen. Die Informationen sind für Interessierte zur Weiterbildung gedacht.

Schattauer
www.schattauer.de

Gestaltungskonzept: Farnschläder & Mahlstedt, Hamburg
Cover: Bettina Herrmann, Stuttgart
unter Verwendung einer Abbildung von © New Africa/shutterstock
Gesetzt von Eberl & Koesel Studio, Kempten
Illustrationen: Christine Lackner, Ittlingen
Gedruckt und gebunden von Friedrich Pustet GmbH & Co. KG, Regensburg
Lektorat: Marion Drachsel
Projektmanagement: Dr. Nadja Urbani
ISBN 978-3-608-40156-1
E-Book ISBN 978-3-608-12042-4
PDF-E-Book ISBN 978-3-608-20623-4

Bibliografische Information der Deutschen Nationalbibliothek
Die Deutsche Nationalbibliothek verzeichnet diese Publikation in der Deutschen Nationalbibliografie; detaillierte bibliografische Daten sind im Internet über http://dnb.d-nb.de abrufbar.

Geleitwort

Berühren, anrühren – der althochdeutsche Wortstamm *»ruoren«* bedeutet »etwas bewegen« und verbunden mit *»sar«* »Gemeinschaft, sich vereinigen«. Erst im 18. Jahrhundert erscheint dann die Bedeutung »gerührt – innerlich bewegt sein«, die es genauso auch im Englischen gibt: *»a touching experience«*.

Die Doppelbedeutung von »Berührung« erhält durch die moderne Forschung einen neuen Sinn: Was der Volksmund schon immer wusste und in Redewendungen wie »Mir stehen die Haare zu Berge«, »Mir ist etwas auf den Magen geschlagen« oder »Ich hatte Schmetterlinge im Bauch« ausdrückte, ist heute Inhalt neurobiologischer und psychologischer Forschung. Mehr als hundert Jahre nach William James lernen wir nun wieder, dass jede Emotion eng verknüpft ist mit einer körperlichen Veränderung, ja, dass vermutlich die körperliche Reaktion das primäre Ereignis ist, dem die seelische Regung unmittelbar nachfolgt. Deshalb irrte Schiller in seinem den modernen Transhumanismus quasi vorwegnehmenden Satz aus dem »Wallenstein«: »Es ist der Geist, der sich den Körper baut.« Eher ist es umgekehrt: Der Körper baut sich den »Geist«, oder, wie Antonio Damasio es ausdrückt: »Der Körper ist nicht der Diener des Gehirns.« Weil das so ist, können wir durch zufällige oder gezielte Berührung, z. B. einen Händedruck oder sanftes Streicheln, Emotionen auslösen bzw. beeinflussen – und dies auch in einem therapeutischen Kontext.

Wie das im Einzelnen geschieht, stellt Frau Kiebgis mit ihren Kolleginnen in diesem lang erwarteten Buch am Beispiel der »Psychoaktiven Massage« dar. Sie bedient sich dazu eigener Bilder und einer eigenen innovativen Sprache der Empathie, wenn sie Zusammenhänge beschreibt und interpretiert, die bislang nicht mit vergleichbarer Sorgfalt und sprachlicher Fantasie dargestellt wurden.

Mich verbindet mit Gabriele Mariell Kiebgis eine lange fruchtbare Zusammenarbeit, die unter anderem ihren literarischen Niederschlag in unserem 2018 erschienen Buch »Berührung« gefunden hat, in dem wir eine allgemeinverständliche Übersicht über die vielen Aspekte dieses faszinierenden Gebiets im Kontrast zu einer total verfügbaren, digitalisierten, technisierten Welt gegeben haben (Müller-Oerlinghausen und Kiebgis 2018). Die Notwendigkeit, »berührungsmedizinische« Erkenntnisse und Erfahrungen endlich in den verschiedensten medizinischen Disziplinen, von der Neonatologie bis zur Palliativmedizin, einzubringen, haben wir kürzlich gemeinsam mit internationalen Experten in einem Grundsatzartikel zur Diskussion gestellt (Müller-Oerlinghausen et al. 2022).

Frau Kiebgis hat die von ihr über Jahrzehnte entwickelte spezielle Psychoaktive Massage in zahlreichen Fortbildungsseminaren gelehrt; an vielen Orten praktizieren inzwischen die von ihr Ausgebildeten diese segensreiche Methode, die insbesondere auch Menschen mit seelischen Problemen und Störungen eine oft unverzichtbare Hilfe bietet. Die Kernelemente dieser Massagetechnik werden nachstehend im Detail beschrieben und interpretiert – eine Lektüre, die auch Physiotherapeutinnen und Physiotherapeuten, Körperpsychotherapeutinnen und Körperpsychotherapeuten, Osteopathinnen und Osteopathen und anderen »Berührungsberuflern« Gewinn bringen dürfte.

So wünsche ich diesem innovativen Buch eine freundliche Aufnahme bei den künftigen Leserinnen und Lesern und wage hinzuzufügen, dass wohl manche meiner ärztlichen und psychotherapeutischen Kolleginnen und Kollegen ebenfalls Nutzen aus der Lektüre ziehen können, denn: »Tätige Liebe heilt alle Wunden, bloße Worte mehren nur den Schmerz« (Adolph Kolping, 1847).

Berlin/Kressbronn a. B. im September 2022
Prof. Dr. med. Bruno Müller-Oerlinghausen
Medizinische Hochschule Brandenburg Theodor Fontane,
Vorsitzender der Deutschen Gesellschaft für Berührungsmedizin e. V.

Vorwort

Der unversehrte Mensch

In dieser speziellen Berührungsarbeit erleben wir den Menschen vor allem in seiner Emotionalität. Die Fähigkeit, Gefühle in den verschiedensten Facetten durch Berührung zu empfinden, ist keine Besonderheit. Das Besondere ist, wenn ein Mensch sie »wieder« empfinden kann.

Haben wir in unserer vorgeburtlichen Entwicklung keine einschneidenden Störungen erlebt, wie z. B. negative Berührungsreize durch eine nicht normal verlaufende Schwangerschaft, dann kommen wir als unversehrter Mensch auf die Welt. Es beginnt die nachgeburtliche Entwicklung, in der wir das, was wir schon mitbringen, weiter entfalten: eine Persönlichkeit, eine individuelle Charakterstruktur.

Manche Eigenschaften scheinen angeboren zu sein. Andere Teile unserer Charakterstruktur werden von der Umwelt geprägt. Unsere emotionale Grundstimmung behalten wir ein Leben lang, dennoch ist unsere Persönlichkeit formbar; sie lässt sich erweitern und verändern, je nachdem, welche sozialen und emotionalen Erfahrungen wir als Kind machen.

Werden wir wertgeschätzt und gefördert, so wie wir sind, können wir uns positiv entwickeln. Wenn das »Ich liebe Dich« ehrlich gemeint ist – von den Eltern, den Großeltern und der Gemeinschaft –, dann wachsen wir zu einer »gereiften« Persönlichkeit heran.

Oftmals wirken sich jedoch familiäre und gesellschaftliche Strukturen, in denen der Mensch aufwächst und lebt, einschränkend bis störend auf seine gesunde Entwicklung aus. Schon in den ersten Lebensjahren müssen wir lernen, uns anzupassen, damit unsere soziale und familiäre Zugehörigkeit gesichert ist. Wir lernen, unsere Gefühle zu kontrollieren, damit wir von unserer Gemeinschaft akzeptiert werden. Im Laufe der Jahre können wir den Zugang mit unseren eigenen Gefühlen und den Umgang mit den Gefühlen anderer Menschen verlernen.

Eigene Gefühle abzuwehren verbraucht viel Energie. Unser Körper unterstützt uns dabei: Beispielsweise spannen wir die Muskulatur an, damit wir nicht das Gefühl haben, grenzenlos und verletzbar zu sein. Wir atmen flacher, damit unsere Erregung nicht hör- oder sichtbar ist. Wir weichen Blicken aus, damit uns keiner das Gefühl ansieht, das uns gerade in einer bestimmten Situation zu »überrollen« droht. Wir klemmen die Oberarme fest an den Körper, damit das empfundene Gefühl nicht in eine Handlung übergeht, wie z. B. die Wut über eine Ungerechtigkeit oder schwere Kränkung, auf die wir mit Abwehr reagieren wollen. Wir halten unser Becken ruhig, auch wenn wir durch Musik oder Tanz Erregung spüren. Wir drücken unsere Knie durch, damit wir erhaben aus einer Situation oder in eine Situation gehen, um Überlegenheit zu demonstrieren, obwohl wir uns klein und unsicher fühlen. Und wir halten unseren Nacken fest, damit wir nicht nach rechts und links schauen können und uns mit dem Blick nach vorne in Sicherheit wiegen. Das sind nur ein paar Beispiele, die veranschaulichen, dass individuelle Erfahrungen auch eine individuelle Körperhaltung formen.

So wächst nach und nach eine Schutzschicht um unser unversehrtes Wesen, die wir »Körperpanzer« nennen. Mit diesem Körperpanzer, der »persönlichen Schale« des Menschen, können wir nicht genau spüren, ob der Beruf, den wir auswählen, die Beziehungen, die wir eingehen, und unsere allgemeine Lebensführung auch mit unserem Wesen verbunden sind, sodass wir uns »richtig« im Leben fühlen.

Gehaltene, unterdrückte oder kontrollierte Gefühle machen sich im Laufe des Lebens als organische oder seelische Störungen bemerkbar. Dazu gehören Rücken- oder Gelenkschmerzen, Unter- oder Übergewicht, Muskelverhärtungen, Schlafstörungen, Beziehungsstörungen, das Gefühl psychischer Überlastung bis hin zu Burn-out, Depression oder anderen psychischen Erkrankungen. Krankheit, in welcher Form auch immer, bedeutet, dass die Balance zwischen Psyche und Körper aus den Fugen geraten ist, mit anderen Worten: dass das, was der Mensch an Potenzial aus seinem Wesen heraus leben könnte, nicht ausreichend gefördert wurde.

Eine behutsame und sanfte Berührungstherapie ermöglicht es, durch den Körperpanzer hindurch Gefühle wieder zu beleben, sodass der Mensch sie neu empfinden und neue Gefühle entdecken kann. Der professionell begleitete Weg durch die inneren Gefühlslandschaften eröffnet ein großes Spektrum persönlicher Empfindungsfähigkeiten. Eine Begegnung mit dem eigenen Wesen kann wieder möglich sein.

Mit jeder erneuten therapeutischen Berührung, beispielsweise in Form der Psychoaktiven Massage, wird das Erkennen des eigenen Wesens unterstützt und die Möglichkeit, ein emotional freies und authentisches Leben zu führen, wird mehr und mehr zur Realität. Der Mensch gewinnt an Selbstwert und Liebesfähigkeit. Das Kohärenzgefühl wird gestärkt, da der Mensch wieder mit seiner ursprünglichen Unversehrtheit, seinem eigentlichen Wesen verbunden ist.

Herbst 2022
Gabriele Mariell Kiebgis

Einleitung

»Unter Deiner Haut findest du den Weg zu Dir.«
(Gabriele Mariell Kiebgis)

Was geschieht in einem Menschen, der durch eine Massage unmittelbar eine individuelle, erlebbare Einsicht in seine inneren Landschaften von seelischer und körperlicher Befindlichkeit erhält, die ausschließlich einen positiven Charakter zeichnet? Was geschieht, wenn sich durch eine therapeutische Berührung, die nicht nur das Ziel hat, ein Wohlgefühl auszulösen, zusätzlich eine psychotherapeutische Wirksamkeit aus dem Körper hervorhebt? Ist es möglich, dass sanfte Berührung diese inneren Räumlichkeiten öffnen kann und dass das damit einhergehende Selbsterleben die Zusammenhänge der eigenen Verhaltensweisen offenbart? Selbst dann, wenn der Mensch an Depression, Schlafstörung, Unsicherheit, Angst und Panik leidet? Selbst dann, wenn sich der Mensch in einer bedrückenden Situation von Abschied, Tod, Trauer, Trennung oder Verlust befindet? Selbst dann, wenn der Mensch nach jahrelanger Psychotherapie keinen Ausweg mehr findet und als austherapiert gilt? Und selbst dann, wenn der Mensch auf eine Biografie blicken muss, die von Missbrauch, Verlassenheit, Vernachlässigung, Strenge und Schlägen gekennzeichnet ist?

In der humanistischen Psychologie finden wir eine therapeutische Herangehensweise, die den Blick auf das Unversehrte eines Menschen legt. Viele Menschen erleben psychische Belastungen in verschiedensten Auswirkungen und viele auch schwerstes Leid – ob durch Kriegserfahrungen, Folter, Krankheit, Tod, Verlust oder andere lebensbedrohliche, körperliche und seelische Verletzungen – und finden dennoch wieder zurück ins Leben. Sie lachen, verbinden sich, bekommen Kinder, verbringen ihr Leben mit anderen und sind nicht selten aufgrund ihrer besonderen Erfahrungen ein tragendes Mitglied ihrer Gemeinschaft, mit Tiefe und Wärme. Ihr Überleben als Integration ins Leben verdanken sie ihrer Unversehrtheit, ihrer Resilienzfähigkeit, die sich heute auch durch die Interozeptionsforschung (→ Kap. 2.3) neurobiologisch erklären lässt.

Die heilsamen Wirkungen von Massagen sind seit Jahrhunderten bekannt und wurden in unterschiedlichster Weise publiziert, unter anderem im Lehrbuch der Massage-Therapie von Bernhard Reichert (2015) oder in »Berührung – warum wir sie brauchen und wie sie uns heilt« (Müller-Oerlinghausen und Kiebgis 2018). In den letzten Jahren hat sich das Wissen darum so stark verändert, dass sich nun auch die Wissenschaft mit dem »Hand auflegen« beschäftigt. Einige Studien konnten die positiven Effekte der verschiedenen Massagetechniken belegen. Insbesondere wurden die Massagen in Augenschein genommen, die über das Massieren von Bindegewebe und Muskulatur hinausgehen (Müller-Oerlinghausen et al. 2007, 2022). Der Fokus liegt zunehmend auf der psychophysischen positiven Wirksamkeit (Moyer 2008, Olausson et al.

2016). Dennoch: Der Stellenwert von Massagen als therapeutische Berührung hat sich dadurch im ärztlichen und klinischen Kontext nicht verändert.

Massagen, die nicht durch eine Physiotherapeutin oder medizinische Masseurin[1] ausgeführt werden, gelten heute noch als Wellnessbehandlungen, die rein oberflächlich ein Wohlgefühl auslösen, jedoch ohne nachhaltigen Effekt sind. Vor der tieferen, sehr vielschichtigen, ganzheitlichen Wirksamkeit verschließt sich bis heute noch, in den meisten Fällen, die medizinische und psychotherapeutische Welt.

Die Suche nach Stärkung der Evidenzbasierung therapeutischer Maßnahmen, die das Ziel hat, für Patienten die bestmögliche, individuell abgestimmte Behandlung anzubieten, führt jedoch zu einer stärkeren Konsumierung von verschreibungspflichtigen Kurzzeitbehandlungen, deren nachhaltige Effekte nicht immer erreicht werden.

Gesundheitsförderliche und stabilisierende Behandlungen, die das seelisch-körperliche Wohlgefühl steigern, können meist nicht durchgeführt werden, da die Klienten die Kosten selbst tragen müssen. Auch die kassenärztliche Versorgung hat sich dem Heilungsfaktor zur Förderung von Resilienz und Beibehaltung gesundheitsstabilisierender Kohärenzbalance durch heilsame therapeutische Berührungen bislang nicht geöffnet. Dabei ist psychische Gesundheit ein Zustand des Wohlbefindens, mit dem der Mensch seine Fähigkeiten ausschöpfen, seine normalen Lebensbelastungen bewältigen, produktiv arbeiten und einen Beitrag zu seiner Gemeinschaft und seinen Beziehungen leisten kann. In der heutigen Zeit, in der wir mit ansteckenden Viren konfrontiert sind, die unsere Gesundheit bedrohen, lernen wir, dass Abstand und Abstinenz gegenüber Körperberührungen unser alltägliches Leben bestimmen. Der Neurowissenschaftler Francis McGlone, Liverpool John Moores University, bemerkt in einem Interview, dass »es das erste Mal in der Evolution ist, dass Primaten gesagt wird, sie sollen sich nicht berühren. Es ist ein Präzedenzfall, die Kosten und die Folgen kennen wir nicht genau. Aber wir sehen, dass seelische Probleme zunehmen«[2]. Die Gefahr besteht, dass wir reflexionslos in eine vereinsamte und vernachlässigte Körperlichkeit hinabgleiten, deren Umfang wir im Rahmen dieses Lehrbuches nur am Rande erwähnen können.

Der heutige Mensch sucht nach seelischer Erleichterung, er sucht nach innerem Frieden. Die Forderungen des modernen Lebens sind immens und reduzieren sich in vielen Bereichen auf das reine Überleben. Entspannung erhoffen sich viele Menschen auch durch die digitale Welt, ob Computerspiele, Social Media oder TV. Die rasenden Bilderwelten in Facebook, Instagram, WhatsApp & Co. bedienen im Gehirn gesonderte

1 Der Einfachheit halber und um den Lesefluss nicht allzu sehr zu stören, wurde bei Personenbezeichnungen und personenbezogenen Begriffen die weibliche Form gewählt. Entsprechendes gilt im Sinne der Gleichbehandlung grundsätzlich für alle Geschlechter. Dies hat lediglich redaktionelle Gründe und beinhaltet keine Wertung.

2 »Die Macht der sanften Berührung«; www.ardmediathek.de/video/doku-und-reportage/die-macht-der-sanften-beruehrung/hr-fernsehen/Y3JpZDovL2hyLW9ubGluZS8xNjE3ODk (letzter Zugriff: 30.10.2022)

Bereiche (Korte 2020), die in keiner Verbindung zur seelisch-körperlich-geistigen Regeneration stehen.

Zukunftsblickend ist es die *Berührungsmedizin*, die versucht, einen Bogen zwischen den Erkenntnissen der modernen Berührungsforschung und der klinischen Medizin zu spannen (→ Kap. 11). Hiervon werden sich Patientinnen angezogen fühlen, die aufgrund der Folgen ihrer Lebensmodelle physisch und psychisch erkranken oder die eine neue, heilsame und würdevollere ärztliche Behandlung suchen. Der Begriff »Berührungsmedizin« entstand nach vielfachen Diskussionen in einer süddeutschen Arbeitsgruppe in engem Kontakt mit internationalen Experten. Die Teilnehmer dieser Arbeitsgemeinschaft beschäftigen sich mit verschiedenen Formaten der Berührungsmedizin im Hinblick auf Forschung und klinische Anwendung. 2022 wurde die Deutsche Gesellschaft für Berührungsmedizin e. V. gegründet. Frau Dr. med. Michaela Maria Arnold praktiziert bereits »berührungsmedizinisch«; ihren Beitrag zur praktischen Umsetzung können Sie im Kapitel 11.2 lesen.

Die Massagetechnik, die in diesem Lehrbuch detailliert vorgestellt wird, blickt auf eine Entwicklungs- und Praxiszeit von mehr als dreißig Jahren zurück und gilt als wissenschaftlich begründete Methode: die Psychoaktive Massage nach Gabriele Mariell Kiebgis®, kurz PAM GMK®. Sie geht weit über die Grundelemente von Technik und Ausführung in verschiedenen »Spielarten« hinaus. Praktikerinnen beschreiben aus ihrer Sicht Erfahrungen und Behandlungserfolge, die zusätzlich durch eigene und andere wissenschaftliche Studien über die Anwendung der Psychoaktiven Massage sowie Beiträge aus der neurobiologischen und psychoneuroimmunologischen Forschung untermauert werden.

Wir hoffen, dass das Lehrbuch zum Umdenken anregen wird und nicht nur diejenigen anspricht, die selbst eine Ausbildung darin anstreben. Es ist ein umfassendes Sachbuch über die Grundlagen therapeutisch-heilsamer Berührung und gibt einen tiefgehenden Einblick in die psychische Körperlichkeit. Etwas, das noch nicht beschrieben ist und aus der Praxiserfahrung stammt. Dieses Lehrbuch ersetzt jedoch keineswegs eine entsprechende Ausbildung.

Die hier dargestellte Psychoaktive Massage ermöglicht neben der tiefen körperlichen, seelischen und geistigen Regeneration eine Wiederbegegnung des Menschen mit seinem Wesen, um es langsam und bedacht hervorzubringen und für ein in Balance ausgerichtetes Leben zu integrieren.

Wegweiser

> »In jedem ruht ein Bild dess', was er werden soll,
> solang er das nicht ist, ist nicht sein Friede voll.«
> *(Angelus Silesius, 1624–1677)*

In Kapitel 1 erfahren Sie etwas über die Entstehungs- und Entwicklungsgeschichte der Psychoaktiven Massage nach Gabriele Mariell Kiebgis®. Darin können Sie den Prozess nachvollziehen, wie sich aus dem reinen Anfassen über das Fühlen, Spüren, Empfinden und Wahrnehmen diese integrativ-komplementäre Massagetherapie entwickelt hat.

In Kapitel 2 werden die neurobiologischen Grundlagen, die Intelligenz der Haut und die darunterliegenden C-taktilen Nervenfasern beschrieben. Wir erläutern die Funktion der Interozeption und das »Hormon der Nähe«. Prof. Dr. Dr. Christian Schubert, Arzt und Psychologe, forscht seit vielen Jahren über die Wechselwirkungen zwischen Psyche, Gehirn und Immunsystem. Ohne sein Mitwirken hätten wir die Psychoneuroimmunologie nicht kompetent erklären können (→Kap. 2.2). Wir danken Christian Schubert sehr für seinen Beitrag in diesem Lehrbuch.

Kapitel 3 vermittelt Basiswissen zu den körpertherapeutischen Grundlagen, über das Körper- und Leibgedächtnis, die Körperhaltung, die Körperordnung und das Gewohnheitsprinzip. Es gibt Einblicke in die Bestandteile der Emotionen, die emotionale Anatomie sowie zur psychologischen Bedeutung einzelner Körperbereiche. Mit diesen Grundlagen gestalten wir aus einer Massage eine Psychoaktive Massage.

Hinzu kommen im Kapitel 4 Informationen zu den Voraussetzungen für die Anwendung der Psychoaktiven Massage. Zum einen erläutern wir die therapeutische Haltung und die Kompetenzqualität der Massagepraktikerin. Weiterhin erklären wir die Voraussetzungen für die Klientin und für wen eine Psychoaktive Massageanwendung geeignet ist. Detailliert beschreiben wir die Achtsamkeit hinsichtlich sensibler Bereiche sowie sinnvolle Zeitfenster, Material und Ausstattung für den Massageraum. Zum anderen geht es um den »achtsamen Kontakt«, den »Vertrag« zwischen Klientin und Therapeutin, die Gestaltung des »körperorientierten Gesprächs« sowie die Wahrung von Intimität.

In den folgenden Praxiskapiteln (Kap. 5 bis 9) wird die Psychoaktive Massage vom Beginn bis zum Abschluss mit folgenden Grundlagen detailliert vorgestellt:

- Massagetechnik
- Massagerhythmus
- medizinische Anatomie
- Einhaltung der Körperordnung
- psychologische Bedeutung
- emotionale Anatomie
- Ziel
- Ausführung

In diesen umfassenden Kapiteln werden die emotionale Anatomie sowie die psychologische Bedeutung von Körperbereichen und einzelnen Körperteilen vorgestellt. Diese Sicht auf den menschlichen Körper vermittelt ein neues Verständnis über den Zusammenhang von Körperbewegung, Körperhaltung und Emotionen.

Die psychologische Bedeutung beschreibt einzelne Körperbereiche in ihrer seelischen Funktion und Wahrnehmung. So ist die Hand ein Körperbereich, mit dem wir beispielsweise Geben und Nehmen, Halten und Tragen, Fallenlassen oder Heranziehen. Dieses Wissen ist in der Psychoaktiven Massagetechnik für die Art und Weise der Massageberührung wichtig.

Die emotionale Anatomie und die psychologische Bedeutung können wir auch aus Sicht der gesellschaftlichen Normen sehen. Dabei geht es um die Weitervererbung von körperlichen Werten und Bewertungen. Der Volksmund trägt Glaubenssätze in jede Gesellschaftsschicht hinein, z.B. »das breite Kreuz« oder »die kalte Schulter zeigen«, die unter anderem die Grundlage für das emotionale Empfinden über den eigenen Körper bilden.

Den Abschluss bilden jeweils unsere Hinweise zur »Ausführung«. In diesen Abschnitten werden das genaue Vorgehen sowie die einzelnen Massageschritte ausführlich beschrieben und durch farbige Abbildungen veranschaulicht.

Aus den gewonnenen Kenntnissen über Berührung und ihre Wirksamkeit schauen wir uns im Kapitel 10 die therapeutische Berührung bei Menschen mit einer Depression, mit Tumorerkrankungen, einer Fatigue-Belastung und mit Long COVID an. In diesem Kontext blicken wir in die Pflege und in die medizinischen Praxen.

In Kapitel 11 werden Berührungsmethoden vorgestellt, die ohne zusätzlichen Aufwand in der Pflege oder im klinisch-psychotherapeutischen Kontext auf die Stärkung des Immunsystems wirken. Wir stellen Ihnen die therapeutische Haltung vor, mit der Sie diese heilsame Berührung als natürliche »Kommunikationsebene« in Ihrem Pflege- und Therapiealltag anwenden können. Dafür benötigen Sie kein zusätzliches Zeitfenster, vielmehr erfahren Sie, wie sie damit für sich selbst eine entspannte und regenerierende Erfahrung in Ihren beruflichen Alltag einflechten. In dieser Aufbereitung können wir die enorme Macht der sanften Berührung für eine psychophysische Gesundheit erkennen.

Kapitel 12 informiert über die aktuelle Studienlage und die wichtigsten Studien in der Forschung. Dieses Kapitel konnten wir nur mit den hilfreichen Hinweisen sowie der konstruktiven und kritischen Durchsicht von Prof. Dr. med. Bruno Müller-Oerlinghausen erstellen, dem wir hierfür sehr dankbar sind.

Bedanken möchte ich mich bei jenen Klientinnen, die ihre Zustimmung zur Veröffentlichung ihrer Rückmeldungen nach einer Behandlung mit der PAM GMK® gegeben haben. Diese ausführlichen Berichte finden Sie im Anhang dieses Lehrbuchs.

Weitere Informationen über die zertifizierten, berufsbegleitenden Ausbildungen und zu den beschriebenen Inhalten erhalten Sie über die Autorin Gabriele Mariell Kiebgis, Institut für Psychoaktive Massage & Berührungsmedizin, Kressbronn am Bodensee, unter www.ipamb.de und www.koerpertherapie-am-bodensee.de; Email-Anschrift: kiebgis@institut-pamb.de

Inhalt

1 Die Entwicklung der Psychoaktiven Massage

»Heilung beginnt mit einem ruhigen Herz in einem entspannten Körper.«
(Gabriele Mariell Kiebgis)

Massage ist eine alte Heilkunst, deren Entstehung, Entwicklung und Anwendung in verschiedenen Büchern umfangreich publiziert sind. In diesem Lehrbuch beschreiben wir detailliert die Methode der »Psychoaktiven Massage nach Gabriele Mariell Kiebgis®« (PAM GMK®), welche in den Jahren 1994 bis 2012 entwickelt wurde. Diese Methode löst positive psychophysische Kurz- und Langzeiteffekte aus, was durch eine wissenschaftliche Studie belegt wurde (Kiebgis et al. 2018). Zudem ist sie vom Deutschen Patentamt markenrechtlich geschützt. Für Interessierte besteht seit 2018 die Möglichkeit für eine zertifizierte, berufsbegleitende Ausbildung in der PAM GMK®.

1.1 Von der klassischen Massage bis zur integrativ-komplementären Therapie

Alles begann in Hamburg während des Mauerfalls in Berlin. Ich war Teilnehmerin eines Workshops für »Begegnung«. Der Trainer stellte einen Stuhl auf die Bühne, setzte sich darauf und sprach kein Wort. Alle Teilnehmer saßen wie im Theater in Stuhlreihen vor der Bühne und warteten auf seine Darstellung. Die Erwartungshaltung war enorm, doch es passierte nichts. Auch nach zehn Minuten passierte nichts. Nach zwanzig Minuten erschien den Teilnehmern die Gegenwart wie ein schlimmer Film, große Zweifel über die Wirklichkeit der Szenerie durchbohrten die Atmosphäre. Der Trainer saß ungerührt und wortlos auf seinem Stuhl und blickte in die Menge. Irgendwann bewegte sich ein Teilnehmer, indem er sich etwas gemütlicher auf seinem Stuhl platzierte. Die atemlose Stille war für einen Moment gebrochen, in welchem der Trainer ein kaum sichtbares Nicken an den Teilnehmer richtete. Danach verdichtete sich der Raum sofort wieder in eine peinliche Stille. Es vergingen schreckliche Minuten, bis erneut ein Teilnehmer sich gemütlich auf seinem Stuhl platzierte. Auch dieses Mal sandte der Trainer ein kaum wahrnehmbares Nicken. Viele hatten diese nonverbale

Kommunikation nicht mitbekommen. Es vergingen mehr als sechzig Minuten Qual, bis auch ich dann irgendwann kapierte, dass sich die Situation erst durch eine Erkenntnis auflösen ließ. Diese Erkenntnis, die sehr langsam durch fast alle Teilnehmer floss, hieß: Es gibt Situationen im Leben, die sich nicht willentlich ändern lassen. Bis sich etwas verändert, sollte man es sich gemütlich machen. Das heißt, sich geistig, körperlich und damit auch seelisch gut einrichten. Alle Teilnehmer begriffen, dass immer wieder Situationen das Leben verändern, die nicht günstig sind. Und dennoch haben wir in all diesen Phasen die Wahl, uns so gut wie möglich darin einzurichten.

In der späteren körpertherapeutischen Ausbildung erlebte ich diese Momente vielfach. Sie eröffneten eine Reihe von Möglichkeiten, mein Wohlbefinden selbst zu gestalten. Das war eine Erfahrung, die in meiner heutigen Arbeit als Körpertherapeutin eine wichtige Grundlage spielt.

1.1.1 »Etwas ist unter der Haut?«

Dieses »Hamburger Erlebnis« führte mich zu einer beruflichen Veränderung, deren Ziel mir zu diesem Zeitpunkt noch nicht klar war. »Der Weg ist das Ziel«, war zunächst meine Orientierung. In meiner Ausbildung entdeckte ich bei einer Gesichtsmassage, dass »Etwas« unter der Haut ist. Es fühlte sich seltsam beweglich an und ich begann mich auf dieses Spüren mehr zu konzentrieren. Plötzlich wurde mir bewusst, dass die Empfängerin meiner Massage angespannt war und ich selbst sehr unbequem mit enganliegenden Armen eine verkrampfte Massage ablieferte. Ich versuchte dann, meine Arme zu lockern, mich bequemer hinzusetzen, ganz nach dem »Hamburger Erlebnis«, und die Massageabfolge langsamer zu gestalten. Meine Klientin begann tiefer zu atmen und letztendlich entspannte sie sich.

Vollkommen gefesselt von diesem Erlebnis verlief mein weiterer Ausbildungsweg durch das Erlernen unterschiedlicher Massagemethoden. Auf einem Bodyfestival in Berlin, das von Dipamo Norbert Wehry, einem »Bodyworker«, geleitet wurde, kam ich mit einem Massagelehrer in Kontakt, der von der Wirksamkeit der Massage über die muskuläre und Bindegewebslockerung hinaus berichtete. Zum ersten Mal hörte ich von Achtsamkeit, die für ein entspanntes Massageerleben notwendig ist, und lernte, mit warmem Öl lange Ausstriche auf großen Körperbereichen auszuführen. Der Charakter der Massageberührung veränderte sich sofort: Es kehrte ziemlich schnell eine ruhige und entspannte Atmosphäre sowohl bei mir als Geberin als auch bei meiner Massagepartnerin ein. Diese Elemente der *Kalifornischen Massage* gehören, wie auch vereinzelt andere Massagen, zu den ersten psychoaktiven Techniken, die ich angewandt habe. Die *Sensitivmassage*, die Gisela Dietz[3], eine Shiatsu-Praktikerin, Anfang

3 Gisela Dietz führte als Shiatsu-Praktikerin viele Jahre eine eigene Praxis in Berliner Stadtteil Schöneberg. Sie entwickelte in den 1980er-Jahren die Sensitivmassage, die sie auch in ihrer Praxis als Workshop anbot.

der 1990er-Jahre in Berlin lehrte, war ein weiteres Schlüsselelement für die Entwicklung seelenaktiver Berührungen. »Lass die Hand immer am Körper der zu Massierenden. Löse sie erst, wenn die Liegeposition sich in der Massage ändern muss«, war ihr Auftrag. Obwohl die Sensitivmassage in der Abfolge der Kalifornischen Massage glich, änderte sich die Kontaktebene von Massagegeberin und Massagenehmerin durch dieses »Dranbleiben« grundlegend. Es entwickelte sich eine emotionale Verbindung zwischen beiden Massagepartnern, was mich anfänglich verunsicherte. Mir wurde mitunter »blümerant«, wie die Berliner sagen, was in diesem Kontext bedeutet, dass die ununterbrochene Berührung der Massagenehmerin eine persönliche Abgrenzung brauchte. Es war etwas Übung notwendig, mit der durch diese Massageberührung entstehenden Nähe professionell umzugehen. In diesen Trainingszeiten keimte in mir die Frage: »Was ist Menschsein?« Denn das »Etwas« unter der Haut war jetzt mit diesem ununterbrochenen Berührungskontakt differenzierter zu spüren. Ich lernte, dass mit einer Berührung mit warmem Öl und langsamen Ausstrichen die Silhouette des massierten Menschen erkennbarer wird, wie z.B. auch das Gewebe oder die verspannte Muskulatur. Auch war deutlich wahrzunehmen, ob ein Mensch sich entspannt und sich der Massage hingibt oder nicht. Je langsamer ich arbeitete, umso mehr eröffnete sich ein vielschichtiger Wahrnehmungsraum.

1.1.2 »Was ist Menschsein?«

Mir fiel das Zitat von Osho in die Hände, der sagte: »Massieren ist etwas, das du zwar anfangen kannst zu lernen, aber du kommst nie an ein Ende. Es geht immer weiter und weiter, und die Erfahrung wird ständig tiefer und tiefer, höher und höher. Massage ist eine der subtilsten Künste« (Bhagwan 1994). Genau diese Erfahrungen durchlebte ich in dieser Zeit und ich machte mich mit meinen Fragen nach dem »Etwas unter der Haut« und »Was ist Menschsein?« weiter auf den Weg.

Ich begann in Köln eine langjährige Ausbildung in Ganzheitlicher Körpertherapie (https://www.eckert-seminare.de/) in verschiedenen körpertherapeutischen Methoden. In diesen Lehrjahren verstand ich, dass das »Etwas unter der Haut« die leibliche, seelische und geistige Existenz des Menschen offenbart und dass das Menschsein in vielschichtigen Facetten lebt, ganz gemäß den leiblichen, seelischen und geistigen Erfahrungen eines Menschen. Diese Erkenntnisse und das Begreifen, wie Körper, Gefühl und Gedanken zusammenspielen, flossen mehr und mehr in mein »Handwerk Massage« ein.

Der Weg vom puren Anfassen bis zur heilsamen therapeutischen Berührung war lang und intensiv. Es kostete mich manchmal große Überwindung, an diesen Themen dranzubleiben, denn der Lohn einer Massage reichte oft nicht für das Notwendigste aus.

Im Folgenden erfahren Sie detaillierter, wie die beschriebenen Erfahrungen haptisch und taktil umzusetzen sind.

1.2 Was ist eine Berührung?

> »Die Sprache der Berührung ist eine eigenständige Form der Kommunikation, die mit sinnlicher Wahrnehmung einhergeht.«
>
> *(Anne Papendick 2016)*

Stellen Sie sich vor, jemand gibt Ihnen eine Walnuss und sagt: »Du kannst sie behalten.« Was machen Sie damit? Sehr wahrscheinlich werden Sie sie in die Jacken- oder Hosentasche stecken und im Laufe der Zeit darin vergessen. Dieser Vorgang ist eine *Transaktionsberührung*: Es ist das Anfassen eines Gegenstands, der von einem Ort zum anderen transportiert wird. Wie der Wasserkasten, der aus dem Auto in die Küche gebracht wird. Diese Transaktionsberührungen, also funktionale Berührungen, finden wir oft im alltäglichen Verrichten mit hilfsbedürftigen Menschen, z. B. in Alters- oder Pflegeheimen, in denen ich zu Recherchezwecken einige Wochen gearbeitet habe. Dort wird dann schnell gesagt, dass »Zimmer 23« (Frau Müller) noch angezogen werden, der Blutdruck noch gemessen oder in den Speisesaal gebracht werden muss.

Eindrücklich beschreibt Andrew Morrison-Gurza (http://deliciouslydisabled.blogspot.com/), ein querschnittsgelähmter junger Mann, die tägliche Abfolge seiner Versorgung. Vom morgendlichen Aufstehen, Waschen, Ankleiden, der Nahrungszufuhr etc. bis zum Auskleiden und ins Bett bringen: »Hunderte von Transaktionsberührungen, jeden Tag. Aber am Ende des Tages wurde ich nicht einmal wirklich berührt!«

Das Verstehen dieser Art von Berührung, die tiefer geht als der bloße Hautkontakt, hat meinen weiteren beruflichen Weg beeinflusst.

So werden viele hilfsbedürftige Menschen in unserer heutigen Zeit oft nur angefasst – von A nach B transportiert, also funktional oder mit dem »work-touch« angefasst.

Und was auch immer Sie mit Ihrer Nuss gemacht haben, Sie haben sie nur angefasst.

Wer oder was ist die Nuss? Wenn Sie mehr über die Nuss erfahren wollen, dann müssen Sie Ihren Tastsinn benutzen, mit dem Sie die Oberfläche der Nuss erfühlen können. Diesen Sinn entwickeln wir schon im Mutterleib und verlieren ihn erst, wenn das Leben endet. Unseren Tastsinn setzen wir ein, wenn wir etwas erfahren wollen von dem, was wir anfassen. So sind wir also im Fühlen und Ertasten der Furchen, der Oberfläche sowie der Größe und des Gewichts der Nuss.

Sind wir im Fühlen, können wir auch sagen, dass wir uns gut fühlen, müde oder auf dem richtigen Weg sind. Mit dem Fühlen können wir also in Resonanz zu uns selbst gehen: »Was fühle ich beim Anfassen einer Nuss?«. Oder: »Was empfinde ich, wenn die Nuss in meiner Hand liegt?«

Würden wir nun etwas von Frau Müller aus Zimmer 23 fühlen wollen, dann würden wir beim Ankleiden den Stoff ihrer Kleidung fühlen, das Strickgewebe, die grobe Baumwolle oder den Schweiß auf ihrer Haut. Und was würden wir dabei empfinden?

Gehen wir wieder zu unserer Nuss: Würden Sie noch mehr über die Nuss wissen wollen, müssten Sie sich noch mehr auf Ihre Sinne konzentrieren. Die Nuss ist ein Gegenstand und bleibt ein Gegenstand. Von der Nuss werden Sie also nichts Weiteres erfahren als das, was sie bisher von ihr gefühlt haben. Im Spüren steckt eine Erwartung, dass durch unsere Sinne eine Information von dem transportiert wird, was wir berühren. Bei der Nuss können wir spüren, dass wir sie berührt haben, die Nuss aber berührt nichts in uns.

Weht Ihnen der Wind durch das Haar, dann spüren Sie, welche Bewegungen er in Ihrem Haar bewirkt und welches Gefühl das bei Ihnen auslöst. Das könnten bei Frau Müller das Fühlen von Schweiß auf der Haut sein und das Nach-Spüren, ob es Angst- oder Fieberschweiß ist. Wollen wir dieser Sache mehr auf den Grund gehen, sind wir in der Wahrnehmung, im Empfinden. Sie könnten durch Ihre Wahrnehmung feststellen, dass Frau Müller Angst oder Fieber hat.

In diesem Kontext sind wir im Berühren. Berühren beinhaltet all diese Stufen, vom Anfassen über das Fühlen, Spüren, Wahrnehmen und Empfinden. Berühren wir ein lebendes Wesen, dann verbinden wir uns mit der eigenen leiblichen, seelischen und geistigen Erfahrung und der leiblichen, seelischen, geistigen Existenz unseres Gegenübers. Wir beleben dadurch das reziproke Feld, die nonverbale Kommunikationsebene von Lebewesen zu Lebewesen. Eine Berührung ist immer eine achtsame Handlung, die über die Sinne reflektorische Verbindungen herstellt.

In den Entwicklungsjahren der Psychoaktiven Massage wusste ich noch nichts von C-taktilen Nervenfasern oder der Interozeption, durch die neurobiologische Prozesse in Gang gesetzt werden können. Wir haben es der Wissenschaft zu verdanken, dass diese Prozesse erklärbar sind, die wir in den folgenden Kapiteln näher beschreiben.

Gehen wir noch einmal zurück zu den ersten Entwicklungsjahren der PAM GMK®. Die Tatsache, dass sich bei einer Berührung die ganze leibliche, seelische und geistige Existenz für die Massagetherapeutin offenbaren kann, warf die Frage auf: Findet eine ähnliche oder gar gleichwertige Erfahrung in der Massagenehmerin statt?

Bei Gisela Dietz lernte ich in Berlin Claudia Berg[4] kennen. Um die tieferen Erfahrungsmöglichkeiten beim Massieren und massiert werden zu verstehen, trainierten wir in verschiedenen Kontexten gemeinsam. Abwechselnd erprobten wir als Nehmerin oder Geberin die Einflüsse auf die Massagewirkung, beispielsweise durch Druckvariationen auf verschiedenen Körperbereichen. Oder wir verlangsamten das Tempo in den Ausstreichungen und flochten ruhende Berührungen oder neue Kreationen von Bewegungsabfolgen ein. Wir erforschten den Einfluss von Musik auf die Ausführung und den Charakter der Massage und welches Zeitfenster eine entspannende Massage braucht. Claudia Berg konnte als professionelle Tänzerin eine wertvolle Bewegungschoreografie entwickeln, die teilweise noch heute in der PAM GMK® genutzt wird.

Wir erhielten interessante Resultate über die Tiefe der Wahrnehmung innerer Empfindungen. Um sich jedoch vollkommen in die Massageberührung hineinzubegeben, sind bestimmte Voraussetzungen erforderlich. Der Wahrnehmungsraum zum Selbst-

4 Claudia Berg ist Tänzerin. Für die Studie SeSeTra (Müller-Oerlinghausen et al. 2004) entwickelte sie auf der Grundlage der Sensitivmassage von Gisela Dietz mit Prof. Müller-Oerlinghausen die Slow Stroke Massage (www.slowstrokemassage.de).

erleben für die Massagenehmerin muss sicher und achtsam sein. Er darf durch die Massagegeberin nicht gestört werden, weder durch geistige noch durch seelische oder pragmatische Befindlichkeiten. Das umfassende Erleben des eigenen Selbst durch eine professionelle Berührung kann eine tiefe körperliche und damit einhergehende seelische Regeneration auslösen, die unter keinen Umständen durch unprofessionelles Handeln behindert werden darf.

Zu diesem Zeitpunkt begann auch die berufliche Zusammenarbeit mit Prof. Dr. med. Bruno Müller-Oerlinghausen, der sich wissenschaftlich für diese Massagetechnik interessierte, vor allem für seine an Depression erkrankten Patienten. In einer von ihm geleiteten Abteilung der Berliner Charité führte er in Zusammenarbeit mit Claudia Berg 1990 erstmalig eine deutsche Studie mit dreißig seiner stationären Patienten durch (Müller-Oerlinghausen et al. 2004).

1.3 Berührungspyramide

Für ein weiteres Verständnis von Berührungen stellen wir nachfolgend eine anschauliche Berührungspyramide vor, in welcher unterschiedliche Berührungen in ihrer Intention und Bedeutung gezeigt werden (Müller-Oerlinghausen und Kiebgis 2018) (Abb. 1-1).

Eine der häufigsten Fragen des Fachpersonals aus Medizin, Pflege oder anderen menschenbegleitenden Berufen sowie einigen Journalistinnen ist: »Kann denn diese Art der Berührung eine sexuell-erotische Reaktion auslösen?« Die Vorstellung einer zugewandten, liebvollen Berührung auf einem textilfreien Körper wird sehr oft in die Schublade »Erotik« geschoben. Eine der wichtigsten Voraussetzungen, um diese spezielle Massagetechnik anzuwenden, ist eine fundierte Ausbildung der Therapeutin. Die dort erlernte therapeutische Haltung vermittelt die notwendige Klarheit in der Berührung im Hinblick auf Nähe und Kontakt sowohl für die Klientin als auch für die Therapeutin.

FAZIT

Eine Berührung entwickelt sich in einem Prozess: Anfassen, Fühlen, Spüren, Wahrnehmen, Empfinden. Sie findet in verschiedenen Kontexten statt. Heilsame Berührungen gehören zur Körpersprache, die wir weitervererben. Professionelle heilsame Berührungen sind davon abgeleitet. Um sie anzuwenden, bedarf es einer fundierten therapeutischen Ausbildung.

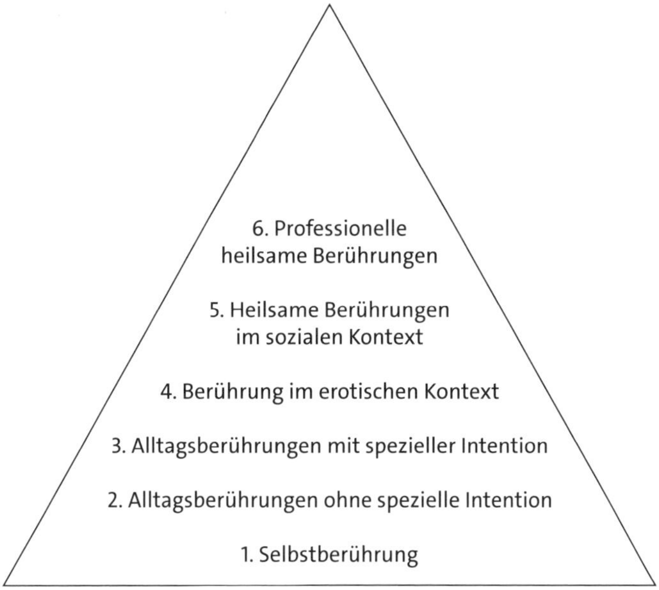

Abb. 1-1: Berührungspyramide

1. Selbstberührung: Wir berühren uns am Tag und in der Nacht Hunderte Male.
2. Zu den Alltagsberührungen ohne spezielle Absicht zählen die oberflächlichen Berührungen, wie z. B. beim Friseur oder Arzt. Hierzu zählen auch Berührungen mit Körperkontakt, die zur Kommunikation gehören, wie das Begrüßen per Handschlag.
3. Es gibt auch die Alltagsberührungen mit spezieller Absicht, wenn wir z. B. unseren Arm zur Hilfe anbieten oder jemanden zu einer bestimmte Denk- oder Handlungsweise bringen wollen.
4. Berührungen im erotischen Kontext werden mit der Intention genutzt, Nähe und Intimität herzustellen.
5. Heilsame Berührungen sind in unserer Körpersprache verankert. Sie werden von Generation zu Generation weitervererbt. Dazu zählen die tröstenden Umarmungen, die gegeben oder empfangen werden. Das sind Berührungen mit einer bestimmten Absicht. Wir umarmen in Achtsamkeit und sind aufmerksam und zugewandt. Ihre Absichten sind z. B. Halt, Trost, Mitgefühl oder Zugehörigkeit.
6. Unter professionellen heilsamen Berührungen verstehen wir therapeutische Berührungen, die psychophysische Effekte auslösen.

2 Neurobiologische Grundlagen

»Von der Haut aus kann man die Seele pflegen.«
(Carl Ludwig Schleich, 1859–1922)

Betrachten wir den Menschen aus der neurobiologischen Sicht, dann funktioniert das Zusammenspiel von Nervensystem und Gehirn in so vielfältiger und komplexer Weise, dass wir dies in diesem Rahmen nicht ausführlicher beschreiben können.

2.1 Haut und Gehirn

In der Embryogenese entwickeln sich aus demselben Keimblatt, dem Ektoderm, unter anderem die Haut und das gesamte Nervensystem. Eine Berührung kann auf verschiedene Weise unter die Haut gehen – durch Musik, Bilder, Naturerlebnisse, durch eine Stimme oder eine Geschichte, eine Erinnerung aus unserem Empfinden – oder direkt auf unsere Haut. Dies ist das Ergebnis neurobiologischer und biochemischer Prozesse.

Das klingt zunächst sehr unromantisch, wenn wir an berührende Erlebnisse, beispielsweise im Kontext der Liebe, denken. Doch ohne die Intelligenz und die Fähigkeit unseres größten Organs, der Haut, wären wir völlig unfähig, verschiedenste Gefühle überhaupt wahrzunehmen.

2.1.1 Die Haut weiß alles!

Dass unsere Haut so intelligent und in der Lage ist, sowohl Temperatur, Druck, Bewegung und emotionale Botschaften zu erkennen sowie jegliche Signale zu differenzieren, liegt an ihren verschiedenen Rezeptoren. Diese Rezeptoren sind über Nervenfasern mit dem Gehirn verbunden.

Für die sanfte Berührung, die wir in der Psychoaktiven Massagetechnik anwenden, sind C-taktile Nervenfasern besonders wichtig. Sie leiten den Reiz einer Berührung über das Rückenmark in verschiedene Bereiche des Gehirns weiter. Dabei ist die Anzahl dieser C-taktilen Afferenzen in einzelnen Hautbezirken nach unserer Erfahrung ganz unterschiedlich. Es könnten sich auf einem Quadratzentimeter Haut eine Vielzahl dieser Nervenendungen befinden, da die Haut an bestimmten Körperbereichen, wie z.B. in der Kniekehle oder der Ellenbeuge, besonders empfindsam ist. Wir sprechen dann von den C-taktilen Nervenfeldern.

Laut Prof. Francis McGlone[5], Neurowissenschaftler an der John Moores Universität Liverpool, gibt es auf dem Rücken mehr dieser CT-Fasern als beispielsweise auf dem Unterarm. Das lässt sich aus evolutionärer Sicht erklären: Die Fellpflege konnte am Rücken nicht selbst erledigt werden, dafür brauchte man einen anderen Primaten, der dies übernahm. Dadurch wurde der Zusammenhalt der Gruppe gestärkt und ihre soziale Bedeutsamkeit gesichert.

Die Intelligenz der Haut nutzen wir in unseren Massageanwendungen, um den inneren Erlebnisraum zu erweitern. Nach eigenen Erfahrungen braucht die Verarbeitung der mitunter vielen oder unbekannten Berührungsreize durch eine Psychoaktive Massage Zeit und Energie. Bereits bei der zweiten Massagenanwendung werden die Informationen aus der erstmalig erlebten Massage erinnert; Informationen über das erste Massageerlebnis sind bereits im Körpergedächtnis gespeichert. Wir gehen davon aus, dass bei der Verarbeitung der neuen Sinnesreize eine Veränderung von Repräsentationsbereichen einzelner Körperareale im Gehirn stattfindet (neuronale Plastizität; → Kap. 2.3).

Die Reise unter die Haut muss nicht immer direkt auf der Haut beginnen. Sensoren können Berührungen bereits durch die Veränderung der Atmosphäre wahrnehmen. Denken wir nur daran, wenn z.B. plötzlich ein Mensch das Wartezimmer betritt, in welchem Sie mit anderen bereits zwanzig Minuten sitzen. Den Raum, den der »Neue« einnimmt, registrieren unzählige Rezeptoren der Haut und einige andere Sinne, wie der Sehsinn oder das Geruchsempfinden. Alle zusammen transportieren die Signale dieser Veränderung an das Gehirn. Es würden zusätzliche Sensoren Signale durch die Erscheinung eines anderen Menschen an das Gehirn weiterleiten, wenn dieser Ihnen bekannt wäre oder optisch gefiele.

2.1.2 Die Haut – ein Ganzkörperkondom?

Wir sind umhüllt von unserer Haut; unsere Körpergrenze ist die Hautoberfläche, mit ihr erkunden wir den Außenraum und unseren Innenraum. Wir gleichen Tausende Male am Tag ab, ob die Außenwelt mit unserer inneren Welt harmonisiert. Die Balance der Körperharmonie ist filigran, zerbrechlich und abhängig. Eine Störung dieser Befindlichkeit kann unerträglich werden und wir geraten in Stress. Gegenmaßnahmen werden ausprobiert, die mit einfacher Körperhaltungskorrektur bis zur Einnahme von

---

5 »Die Macht der sanften Berührung«; www.ardmediathek.de/video/doku-und-reportage/die-macht-der-sanften-beruehrung/hr-fernsehen/Y3JpZDovL2hyLW9ubGluZS8xNjE3ODk (letzter Zugriff: 30.10.2022)

Medikamenten und Verbiegung des eigenen Selbst eine mitunter umfassende Verhaltensbibliothek darstellen. Und das alles findet in Verbindung zum Gehirn statt.

Somit ist leicht zu verstehen, dass ein Mensch, der aufgrund von Krankheiten oder Lebensdisharmonien, die sich durch verschiedene Umstände etablieren, nicht nur aus seinem Körper, sondern auch aus seinem Gehirn eine Baustelle machen kann (Storch et al. 2017).

Wie sich diese Baustelle entwickelt und welche Dominanz sie in unserem Leben einnimmt, beschreiben wir anhand des »Körpergedächtnisses« im Kapitel 3.1. Doch zunächst wollen wir die Reise unter die Haut fortsetzen und die Biologie der Haut sowie das Wunderwerk Mensch noch etwas tiefer erforschen.

FAZIT

Haut und Gehirn entwickeln sich aus demselben Keimblatt. Eine Berührung kann auf verschiedene Weise unter die Haut gehen und beeinflusst unser Wohlgefühl. In Minisekunden überprüft unser Gehirn, ob eine Berührung gefährlich ist oder nicht.

CHRISTIAN SCHUBERT UND SUSANNE CARLA JOOS

2.2 Psychoneuroimmunologie

Die Psychoneuroimmunologie, kurz PNI, erforscht die Wechselwirkungen von Psyche, Nerven- und Immunsystem. Dabei werden seit fast fünfzig Jahren insbesondere Fragestellungen wie »Was hält uns gesund?« oder »Was macht uns krank?« näher beleuchtet. Die Ergebnisse dieses eigenen und weltweit verbreiteten Forschungsfeldes zeigen, dass unser Immunsystem – das System, das dafür sorgt, ob wir erkranken oder gesund bleiben – in ständiger Wechselwirkung mit unseren Gedanken, unseren Gefühlen und unserem Verhalten ist. Das Immunsystem steht hierbei als eine Art sechster Sinn in einer Reihe mit auditiven, visuellen, olfaktorischen, gustatorischen und haptisch-taktilen Sinnessystemen, über die der Organismus mit der Umwelt verbunden ist.

Prinzipiell kann jeder Außen- und Innenreiz aufgrund der dichten dynamischen Vernetzung der Systeme in Immunaktivität übersetzt werden. Im Besonderen haben Berührungs- und Bindungserfahrungen einen entscheidenden Einfluss darauf, ob wir im Laufe unseres Lebens erkranken oder gesund bleiben.

Positive oder negative Berührungs- und Bindungsreize geben bereits im Mutterleib und später in der Kindheit unserem Stresserleben und -verhalten bis ins hohe Alter eine Richtung. Schon in der frühen Schwangerschaft nimmt das ungeborene Kind Berührungsreize der Mutter wahr und reagiert auf diese. Studien belegen den Zusammenhang zwischen einer guten Entwicklung des Kindes und dem Maß an positiven Berührungserlebnissen der Mutter in der Schwangerschaft. In diesem Forschungsbereich geht es aber nicht nur um den Einfluss von angenehmen Erfahrungen, sondern ebenso um Situationen und Ereignisse, die negativ »berühren« – auch sie werden bereits zu diesem Zeitpunkt an das Stressregulationssystem des Ungeborenen weitergegeben und beeinflussen dieses.

Eine daraus entstandene vorgeburtliche Regulationsstörung kann unbehandelt über die Geburt hinaus bis ins hohe Erwachsenenalter wirken und zu einem erhöhten Risiko für unterschiedliche Entzündungs- und Immunerkrankungen führen.

Stresserleben und -verhalten werden also schon in der Kindheit durch unsere Berührungs- und Bindungserfahrungen »programmiert«.

Wie funktioniert dieses komplexe System? Über eine »gemeinsame biochemische Sprache« findet ein Wechselspiel zwischen sozialen bzw. psychischen Faktoren und dem Nerven-, Hormon- und Immunsystem statt. Dabei stärken oder schwächen psychosoziale Faktoren das Immunsystem, je nachdem, ob sie als wohltuend oder stressend erlebt werden.

Dieses komplexe Zusammenspiel bildet das *psycho-neuro-immuno-endokrine Netzwerk* – ein Stressregulationssystem.

Demzufolge betrachtet die Psychoneuroimmunologie das Immunsystem nicht als selbstständig agierendes System, sondern als Teamplayer, der gemeinsam mit Psyche und Gehirn das gleiche Ziel verfolgt: den Schutz des Organismus vor unterschiedlichen Stressfaktoren und Gefahren.

Für die gesunde Entwicklung eines Menschen sind also körperliche und seelische Berührungen sehr entscheidend. So haben liebevolle Berührungen von Eltern zu ihren Kindern einen großen Einfluss auf das Gedeihen und das Wachstum des kindlichen Gehirns. Positive Berührungserfahrungen wie Stillen, behutsame Körperpflege, geborgenes Schlafen und Massagen sind von elementarer Bedeutung und vermitteln dem Kind Urvertrauen.

Wird das Bedürfnis nach positiver Berührung nicht befriedigt, kann es zur Entwicklung von Ängsten, Bindungsstörungen und Wachstumseinschränkungen des Kindes auf allen Ebenen kommen.

Die PNI-Forschung zeigt aber auch, dass in der Kindheit erlebte Berührungs- und Bindungsdefizite nachgeholt werden können. Der selbstregulierende und dadurch heilsame Effekt, den gerade Berührungen nicht nur auf Kinder, sondern auf Menschen aller Altersklassen haben, wurde in zahlreichen klinischen Forschungsarbeiten belegt und dokumentiert. Es konnte gezeigt werden, dass manuelle berührende Therapien Auswirkungen auf das Schmerzempfinden, auf Ängste und Depressionen sowie auf Blutwerte haben.

Entsprechend groß ist die Rolle, die Berührungen, insbesondere positiven Berührungserfahrungen, in allen Heilmethoden und »handanlegenden« Berufen zukommt, unabhängig davon, ob es sich um die Untersuchung bei der Hausärztin, den Besuch bei der Heilpraktikerin oder Masseurin oder um die Zeit als Patientin im Krankenhaus handelt.

Vor allem in der klassischen Schulmedizin wird der Wirksamkeit von Berührungen – körperlicher und seelischer Natur – leider wenig Bedeutung beigemessen.

Achtsame körperliche Berührungen finden besonders in der »Instrumente-Medizin« verschiedener Fachrichtungen kaum noch statt. Eine positive Behandler-Patienten-Beziehung ist so kaum möglich, im Gegenteil, im schlimmsten Fall kommt es im Miteinander zwischen Behandlerin und Patientin zu einer emotionalen Belastung der Patientin mit negativen Folgen für ihr Immunsystem.

Was nun aber, wenn in Corona-Zeiten soziale Distanz zur neuen Fürsorge wird, mein Gegenüber zur Gefahr? Was tun, wenn Berührung ausbleibt?

> Für Berührungen sind Nähe und unsere Hände von großer Bedeutung
> Nähe kommt von »Nahe sein«
> Hände unser verlängertes Herz
> Berührt werden über die Haut
> Berührt sein über die Seele
> Wir Menschen sind leibhaftig soziale Wesen.
> Das liegt im Kern unserer Natur! (Susanne Carla Joos)

Da Berührung neben seiner körperlichen Dimension auch das emotionale »Berührt-Sein« und soziale »Berührt-Werden« umfasst, ist ein gesundes »Da-Sein« auf dieser Welt ohne Nähe und Berührungen mit den Händen undenkbar. Fehlende Berührung führt zu einer Schwächung unseres gesamten Systems. Gerade Menschen in heilbringenden Berufen müssen in ihrer Arbeit und Haltung diese beziehungsmedizinischen Aspekte mitberücksichtigen. Achtsame Berührungen – körperlicher und seelischer Natur – geben der Beziehung zwischen Behandlerin und Patientin Bedeutung und Tiefe. Als wichtiges therapeutisches Werkzeug führen sie zu einer positiven biopsychosozialen Wirkweise in der berührungsassoziierten Therapiemethode.

Angesichts der immensen Bedeutung der körperlich-seelischen Berührung für das Stresssystem und damit für das Immunsystem wird klar, dass bei allen Behandlungen beziehungs- und berührungsmedizinische Aspekte berücksichtigt werden müssen.

»Berührungen« in Form von Massagetherapien etwa vermitteln zunächst den Eindruck, als wirkten sie »nur« mechanisch auf den Bewegungsapparat. Die sich zeigenden Effekte, z. B. in Form von Schmerzlinderung, antidepressiver Wirkung und verbessertem Schlaf, lassen sich allerdings oft nicht nur mit der Massagetechnik erklären. Hier sind psychische und neurophysiologische Mechanismen (z. B. Aktivierung von CT-Fasern, Oxytocin) am Werk, die über die reine Technik hinausgehen.

Erst kürzlich konnte in einer integrativen Einfallstudie an einer Brustkrebspatientin eine solche »Bedeutungsreaktion« (meaning response) durch das Setzen positiver Reize in Form berührungsassoziierter Behandlungsmethoden nachgewiesen werden. Dabei war die Bedeutungsreaktion mit einer Verringerung der Entzündungsaktivität der Patientin verbunden. Darüber hinaus verdeutlichen die Forschungsergebnisse der Psychoneuroimmunologie, dass erlittene Berührungstraumata, selbst vorgeburtlicher Stress (fetal programming), durch positive Berührungserfahrungen überwunden werden können. Dies bedarf jedoch einer beziehungsmedizinischen Herangehensweise, die Berührung in all ihren Dimensionen – körperlich, emotional (Berührt-Sein) und sozial (Berührt-Werden) – berücksichtigt (Müller et al. 2022; Ott et al. 2019, 2022; Schubert 2013; Singer und Schubert 2014; → auch www.unigiessen.de/fbz/fb11/institute/klinik/psychosomatik/forschung/psychoneuroimmunologie).

FAZIT

Die Psychoneuroimmunologie kann eindeutig belegen: Nähe, wertschätzende und achtsame Zuwendung sowie positive Begegnungen und Berührungen haben einen beruhigend regulierenden Einfluss auf unser Immunsystem und machen uns zu einem ausgeglichenen, gesunden Menschen.

GAYANEH AVANES AVAKIAN

2.3 Interozeption

In jeder Minute und jeder Sekunde spüren wir unseren Körper. Wir wissen genau, ob wir gerade liegen oder sitzen, in welchem Winkel unsere Gelenke gebeugt sind, ob die Hand kalt oder warm ist und wie sich der Windhauch anfühlt, der gerade vorbeizieht. Gleichzeitig fühlen wir ein leichtes Gluckern im Bauch und den Pullover auf der Haut, der ein wenig kratzig ist. Wie kommt es, dass wir all dies wissen, ohne hinschauen zu müssen, ohne unsere Temperatur zu messen oder unseren Bauch zu untersuchen?

Das menschliche Sinnessystem wird in die Wahrnehmung der Außenwelt (Exterozeption), der Körperlage und -position (Propriozeption) und des Körperinneren (Interozeption) eingeteilt (Craig 2003). Die *Exterozeption* umfasst vertraute Sinneseindrücke wie Sehen, Hören, Schmecken oder den Tastsinn (z.B. das Erraten eines Buchstabens, der mit dem Finger auf den Rücken geschrieben wird), während die *Propriozeption* die Stellung und den Aktivitätszustand von Muskeln, Gelenken und Sehnen beschreibt.

Die *Interozeption* bezieht sich nicht nur auf die Wahrnehmung von Signalen aus den inneren Organen (*Viszerozeption*, z.B. Herzklopfen, volle Blase, Darmbewegungen), sondern auch auf Hautempfindungen wie Temperatur, Schmerz, Juckreiz oder das wohlige Gefühl, welches durch ein sanftes Streichen auf der Haut (affective touch) entsteht.

Über verschiedenste Sensoren beispielsweise in der Haut oder den Gelenken werden über Nervenbahnen Informationen über das Rückenmark ins Gehirn transportiert. Allen gemein ist das Ziel in einem Teil der Großhirnrinde, dem somatosensorischen Kortex. Dort kommen die Reize zunächst an und werden bezüglich Art, Stärke und Lokalisation des Reizes zugeordnet. Auf diese Art sind alle Bereiche des menschlichen Körpers im somatosensorischen Kortex abgebildet. Diese Repräsentation der einzelnen Körperbereiche im Gehirn kann sich mit der Zeit verändern (neuronale Plastizität). Wird ein Mensch an einem bestimmten Körperareal, beispielsweise am Bauch, kaum berührt, so vermindert sich die sensorische Repräsentation für den Bauch im Gehirn.

Für die Massagetherapeutin ist diese Information von großer Bedeutung, da während einer PAM GMK® der Körper in seiner Gesamtheit berührt wird und auf die Art selten berührte Körperbereiche über die Zeit im Gehirn der Massagenehmerin mehr und mehr repräsentiert werden.

Von dort aus (primärer somatosensorischer Kortex) werden die Informationen in einen weiteren Bereich des Gehirns transportiert (sekundärer somatosensorischer Kortex). Die Reize werden in einen Zusammenhang gestellt, interpretiert und gegebenenfalls erinnert. Dann wird der Reiz in verschiedenste Gehirnareale weitergeleitet, in denen unter anderem ein taktiles Lernen (Hippocampus) sowie ein Integrieren und Zuordnen von Emotionen (Amygdala, Insula) stattfindet.

Schauen wir noch einmal genauer auf die Interozeption. Die Interozeption beschreibt die sowohl unbewusste als auch bewusste Wahrnehmung und Verarbeitung innerer Körpersignale. Sämtliche Organsysteme senden kontinuierlich über Interozeptoren, die mit Nervenbahnen verbunden sind, Informationen über ihren aktuellen Zustand an das Gehirn, sei es die aktuelle Herzfrequenz, der Hormonstatus, das chemische Gleichgewicht, die Atemfrequenz oder bestehende Schmerzen (Chen et al. 2021). Diese Rückmeldung ist notwendig, damit sich der Körper an Außenbedingungen anpassen und eine innere Balance aufrechterhalten kann (Khalsa et al. 2018; Schultchen 2020; Strigo und Craig 2016). Gleichzeitig finden Signalweiterleitungen vom Gehirn in Richtung der Organsysteme statt, es handelt sich also um ein bidirektionales System (Chen et al. 2021).

Innerhalb der Interozeptionsforschung existieren verschiedene Modelle zur Darstellung von interozeptiven Prozessen (Garfinkel et al. 2015, 2016; Schultchen 2020; Weineck et al. 2019). Eines dieser Modelle unterteilt die Interozeption in zwei Anteile: die interozeptive Akkuranz und die interozeptive Sensibilität (Garfinkel et al. 2015). Dabei beschreibt die interozeptive Akkuranz die Fähigkeit eines Menschen, innere Signale wahrzunehmen, wie beispielsweise den Herzschlag (Garfinkel et al. 2015). Mittels der interozeptiven Sensibilität werden die subjektiven inneren Empfindungen über Fragebögen zur Körperwahrnehmung objektiviert (Garfinkel et al. 2015; Weineck et al. 2019). Diese Modelle stellen Möglichkeiten dar, die Interozeption zu beschreiben und Messungen im Rahmen von Studien durchzuführen.

Auf der neurobiologischen Ebene ist die Inselrinde (Lobus insularis) des Gehirns für die interozeptiven Vorgänge besonders interessant. Denn hier werden sämtliche ankommenden Informationen gebündelt und weiterverarbeitet. Im hinteren Teil der Inselrinde kommen mehrheitlich die Signale aus verschiedenen Körper- und Hirnbereichen an und werden weitergeleitet zum mittleren Teil der Inselrinde, der ebenfalls aus dem oben genannten sekundären somatosensorischen Kortex Informationen erhält (Ceunen et al. 2016; Stern et al. 2017).

Hier finden zudem ein Abgleich der sensorischen Informationen und ein Austausch mit anderen Hirnarealen, wie z. B. der Amygdala (Funktionen unter anderem: Vermittlung und Verarbeitung von Emotionen, Integration von emotional geprägten Gedächtnisinhalten), statt (Ceunen et al. 2016). Von dort aus werden die Signale weiter in den vorderen Teil der Inselrinde transportiert, weiterverarbeitet und beispielsweise mit Erinnerungen abgeglichen. Diese komplexen Verschaltungen zeigen, dass ein enger

Zusammenhang zwischen der Innenwahrnehmung und der Emotionswahrnehmung/-verarbeitung besteht. Auch sanfte Berührungen, wie sie in der PAM GMK® zur Anwendung kommen, aktivieren die Inselrinde (Morrison 2016). Die genauen Verarbeitungsprozesse und Signalwege im Gehirn sind Gegenstand der Forschung.

Weiterhin zeigen Untersuchungen, dass Menschen mit psychischen Erkrankungen wie Depressionen, Ess- oder Angststörungen häufig eine Störung der Interozeption aufweisen (Chen et al. 2021; Stern et al. 2017). Beispielsweise spüren viele Betroffene ihren Herzschlag im Vergleich zu Gesunden entweder kaum oder viel zu stark. Dies verdeutlicht, dass ein gleichzeitiges körpertherapeutisches Vorgehen bei der Behandlung psychischer Erkrankungen von großer Bedeutung ist.

Die enge Verknüpfung von körperlichen Empfindungen, darunter die Wahrnehmung und Erinnerung von Berührung, mit der Verarbeitung von Emotionen (vor allem in der Inselrinde) macht die Vorgänge während einer PAM GMK®, die wir im Folgenden näher beschreiben werden, aus neurophysiologischer Sicht ein Stück greifbarer. Die Möglichkeit, durch solch komplexe Mechanismen erstaunliche Wege des ganzheitlichen Heilwerdens einzuleiten, bestätigt ein weiteres Mal die Genialität des menschlichen Körpers.

FAZIT

Die Interozeption beschreibt sowohl die Wahrnehmung von Signalen aus dem Körperinneren als auch die Wahrnehmung von Hautempfindungen. Signale werden über das Rückenmark ins Gehirn weitergeleitet, um dort verarbeitet, gespeichert und in einen Zusammenhang gestellt zu werden. Die Verarbeitung von Sinneseindrücken und Emotionen ist hierbei eng miteinander verknüpft.

2.4 C-taktile Nervenfasern

Das CT-Nervenfasernetz ist ein Teil des gesamten interozeptiven Nervensystems. Wenn wir psychoaktiv massieren, dann müssen wir genau wissen, auf welche Reize diese Nervenfasern reagieren und welche Signale sie weiterleiten.

Unter der behaarten Haut verläuft ein Nervenfasernetz, das durch sanfte Berührungen Signale aufnimmt. Diese Impulse werden durch die Nervenfasern über das Rückenmark in ein bestimmtes Hirnareal weitergeleitet, und zwar in der Geschwindigkeit von »C«, das entspricht bei einer Streichung über die Haut ungefähr drei Zentimeter pro Sekunde (Jänig 2011; Lu und Perl 2003; Seal et al. 2009). Die Afferenzen dieser Nervenfasern dienen ausschließlich der Erzeugung von Wohlgefühl. Bei der PAM GMK® werden diese Nervenfasern durch verschiedene, meist großflächige Streichungen, Ausstreichungen, achtsame Berührungen sowie die Berührung durch Bewegungen des leichten Abdecktuchs stets angeregt.

Würden wir jedoch in diesem C-taktilen Massagerhythmus sechzig Minuten einen Menschen an seinem ganzen Körper berühren, würde es sehr wahrscheinlich zu einer Reizüberflutung kommen. Diese Überreizung kann als Stress erlebt werden und zur Abwehr führen, die durch verschiedene körperliche und seelische Reaktionen erkennbar wird (Müller-Oerlinghausen et al. 2007), z. B.:

- Erhöhung von Herz- und Pulsschlag
- Erhöhung von Blutdruck
- Ausschüttung von Stresshormonen
- muskuläre Anspannung
- körperliche und seelische Erstarrung
- Dissoziation

Eine Massageberührung mit psychoaktiver Wirksamkeit muss deshalb auch in einer spürbaren Attraktivität ausgeführt werden. Eine Vielfalt verschiedener Berührungssignale entsteht durch Druck- und Reibungsvariationen auf der Haut, der Muskulatur, dem Bindegewebe und den Faszien. Dadurch entwickelt sich ein ganz spezieller Massagerhythmus, den wir »C-taktiler Massagerhythmus« nennen.

FAZIT

C ist die Geschwindigkeit, mit der die C-taktilen Nerven Reize als Impulse weiter über den Hirnstamm in die Hypophyse und in den Hypothalamus senden. Dort lösen die weitertransportierten Informationen die Ausschüttung von Botenstoffen, z. B. Endorphinen, Oxytocin, Serotonin, Dopamin, aus.

2.5 Das Hormon der Nähe: Oxytocin

Werden wir angenehm berührt, werden unterschiedliche Hormone ausgeschüttet. Dazu gehören beispielsweise Endorphine und die sogenannten Glückshormone, die für Hochgefühle sorgen – wie das bekannte Hormon Oxytocin (vom griechischen »okytokos«, leichtgebärend).

1906 entdeckte der Biochemiker Henry Dale das Oxytocin in der Hypophyse. Zuerst brachte er die Wirkung des Hormons in Verbindung mit dem Geburtsbeginn und der Geschwindigkeit der Geburt. Seine Forschungsergebnisse belegten, dass ein Zusammenhang zwischen Oxytocin und der Sekretion von Muttermilch beim Stillen besteht.

Inzwischen gibt es zahlreiche Studien über die Wirksamkeit von Oxytocin, z. B. als Anti-Stress-Regulator, soziale Interaktion, Schmerzerleben, emotionale und kognitive Empathie, Geburtseinleitung, Massage und Berührung.

Kerstin Uvnäs Moberg, eine weltweit anerkannte Expertin für das Hormon Oxytocin, hat mit ihrer Forschung und der Vielzahl von Herausgaben ihrer Arbeit viele Fachgebiete wie die Geburtskunde, Psychologie, Physiotherapie und Kinderheilkunde oder die Massage beeinflusst. In ihrem Buch »Oxytocin, das Hormon der Nähe« schreibt sie unter anderem: »Nähe, Körperkontakt und Beziehung stimulieren die Ausschüttung von Oxytocin. Dieses ›Hormon der Nähe‹ bewirkt Ruhe und Entspannung, baut Angst ab, verbessert unsere Wahrnehmung für Beziehungssignale, erhöht unser Vertrauen in andere Menschen und führt insgesamt dazu, dass wir leistungsfähiger und gesünder sind« (Uvnäs Moberg 2016).

Martin Grunwald, der das Haptiklabor am Paul-Flechsig-Institut für Hirnforschung in Leipzig führt, hat Hirnstromwellen während und nach einer Massage gemessen: »Die EEG-Messung zeigt, dass die Hirnstromwellen sich verlangsamen und ein Entspannungszustand entsteht, der ähnlich dem ist, wenn ein Mensch tief schläft. Das Gehirn reagiert darauf mit weniger Aktivität und schüttet einen Cocktail an Botenstoffen aus. Über die ausgeschütteten Hormone und Neurotransmitter gelangen über das Blut kommende bestimmte Botenstoffe auch in andere Bereiche des Organismus. Die führen dazu, dass sich die Muskulatur entspannt, die Herzfrequenz abnimmt, die Atmung wird flacher.«[6]

FAZIT

Damit das Hormon Oxytocin durch Berührung ausgeschüttet wird, braucht es eine angenehme Berührung. Wie und wodurch die Berührungsimpulse in das Gehirn weitergeleitet werden, hängt nicht nur von den neurobiologischen Grundlagen ab, die wir zuvor beschrieben haben. Denn abseits der neuronalen Prozesse sind an der Verarbeitung von Berührungsreizen auch Mechanismen beteiligt, die über die Qualität des Berührungserlebens entscheiden; so hängt z. B. die Rezeption einer Berührung maßgeblich von der berührenden Person ab (»Wer berührt?«), andererseits aber auch von der zugrunde liegenden Intention (»Warum wird berührt?«) (Casio et al. 2019; Müller-Oerlinghausen et al. 2007, 2022).

6 »Die Macht der sanften Berührung«; www.ardmediathek.de/video/doku-und-reportage/die-macht-der-sanften-beruehrung/hr-fernsehen/Y3JpZDovL2hyLW9ubGluZS8xNjE3ODk (letzter Zugriff: 30.10.2022)

3 Körpertherapeutische Grundlagen

Mit dem körpertherapeutischen Blick erkennen wir das Zusammenspiel von Geist, Körper und Gefühlen, die in einer Einheit funktionieren: »Das, was ich denke, gestaltet meinen Körper und seine Gestalt lässt mich entsprechend fühlen«, aber auch: »Das, was ich fühle, gestaltet meinen Körper und meinen Geist«, oder auch: »Das, was ich denke, macht mir ein Gefühl und gestaltet meinen Körper«.

3.1 Körpergedächtnis – Leibgedächtnis

Erinnern Sie sich, wie sie das Fahren mit dem Rad gelernt haben? Nach einigen Anläufen und der unterstützenden Hand von Vater, Mutter oder anderer Person lernten Sie. wie Sie mit Beinen und Füßen die Pedale treten müssen, damit sich das Rad dreht. Mit den Armen und Händen haben Sie den Lenker festgehalten, damit Sie nicht in den Graben fahren, und ihr Gleichgewichtssinn half Ihnen, dabei eine passable Figur zu machen. Einmal gelernt und Sie werden es nicht mehr verlernen. Im Erwachsenenalter können Sie immer noch Fahrrad fahren, auch wenn Sie eine längere Pause gemacht haben. Diese Kenntnis haben Sie sich einverleibt, sie ist in Ihrem Leibgedächtnis für immer abgespeichert.

3.1.1 Was ist der Unterschied zwischen Leib- und Körpergedächtnis?

Wir verstehen unter dem Gedächtnis die Fähigkeit, uns an bestimmte Erlebnisse in der Vergangenheit zu erinnern und sie in unserer Vorstellung wieder zu vergegenwärtigen. Das meiste von dem was wir erlernt haben, wird nicht im Rückblick, sondern im praktischen Lebensvollzug zugänglich: Durch Wiederholung und Übung haben sich Gewohnheiten gebildet, wie z.B. das Lernen, um Fahrrad oder Auto zu fahren. Diese eingespielten Bewegungsabläufe sind uns »in Fleisch und Blut« übergegangen, zu einem leiblichen Vermögen geworden, wie Thomas Fuchs (2000) es beschreibt. Wenn wir gelernt haben einen Walzer zu tanzen, dann können wir das automatisch, nur würde es uns schwerfallen, zu beschreiben, wie wir den Walzer tanzen. Auch das selbstverständliche Sich-zurecht-Finden in vertrauten Räumen oder Situationen ist im sogenannten leiblichen, *impliziten* Gedächtnis hinterlegt, dafür braucht es kein Bewusstsein. Im *expliziten* Gedächtnis sind Inhalte, die uns bewusst sind und wir daher auch berichten können.

Das Leibgedächtnis vermittelt uns die grundlegenden Erfahrungen der Vertrautheit, Kontinuität, das Wiederkehrende. Lernen wir z. B. eine neue Massagetechnik, werden wir das Lernen, also das explizite Wissen und Tun, wieder vergessen und das Gelernte »sich setzen lassen«, bis es durch ständiges Wiederholen in das implizite Gedächtnis eingegangen ist (Fuchs 2020).

So gibt es viele Kenntnisse in Ihnen, wie das Schreiben, Tanzen, Balancieren, Laufen oder Springen, die in Ihrem impliziten Gedächtnis abgelegt ist. Unser Körpergedächtnis sammelt alle Erfahrungen, die wir durch Wahrnehmung von Beziehungen, von sozialen und kulturellen Einflüssen oder von Berührungen erlangen. Bei den ersten Versuchen, ein Rad zu fahren, waren Sie ganz sicher aufgeregt, beim ersten Kuss vielleicht auch? Oder wie war das mit dem ersten Tanz in der Tanzschule? Unser Körpergedächtnis lässt uns über das Erlebte – meist im Verbund mit Gesten und veränderter Stimmlage – von diesen Erlebnissen berichten, denn wir können uns ganz genau daran erinnern, wie es sich angefühlt hat.

3.1.2 Zwischenleiblichkeit

Spannend wird es mit unserem Leib- und Körpergedächtnis, wenn wir mit einem anderen Menschen in Kontakt treten; wenn unsere Körper miteinander interagieren. Dann beginnt ein sich fortwährendes Abtasten, das subtile Empfindungen ineinander auslöst. Denn der zwischenmenschliche Kontakt ist wie eine Art Kräftefeld, wie eine eigenständige Sphäre von Wechselwirkungen, die wir nicht oder jedenfalls nur sehr begrenzt steuern und kontrollieren können. Unsere Körper verstehen einander, ohne dass wir genau sagen könnten, wodurch und wie das geschieht. Zu dieser »Zwischenleiblichkeit« gehört auch der erste Eindruck, den wir von einem Menschen erhalten. Er erfasst sicher nicht nur die äußere Gestalt seines Körpers, sondern etwas von seiner Wesensart, von seinem persönlichen Stil, ohne dass wir dessen Merkmale im Einzelnen explizieren könnten (Fuchs 2020). In dieser Ausführung wird die Bedeutsamkeit der »Beziehung« zwischen Klientin und Therapeutin im zwischenleiblichen Raum deutlich.

Gerald Hüther, der bekannte Gehirnforscher, hat es so beschrieben: »Damit nachhaltig etwas im Gehirn hängen bleiben kann, muss es unter die Haut gehen. Man muss sich für irgendwas begeistern, etwas, das Freude macht, damit im Hirn die emotionalen Zentren angehen, die haben Kerngebiete im Mittelhirn, wo die Zellen, die dort liegen, lange Fortsätze haben und an den Enden dieser Fortsätze werden dann Cocktails von Botenstoffen ausgeschüttet, der im Normalbetrieb nicht herauskommt. Die Botenstoffe nennt man neuroplastische Botenstoffe, die können dahinterliegende Nervenzellen und Nervennetze bewegen, neue Fortsätze zu bilden, dass diese neue Verzweigungen machen, neue Kontakte herstellen, d. h. das ist ein Dünger, der dazu führt, dass das, was man gerade in diesem Zustand der Begeisterung gemacht hat, um z. B. etwas zu gründen, zu entdecken oder was zu gestalten, dass das, was man im Gehirn an Netzwerken aktivierte, dass das immer stärker wird. Und jetzt wissen sie endlich, weshalb das, was ihnen Freude macht, im Gehirn hängen bleibt« (Hüther 2017).

Bei der Psychoaktiven Massage werden positive Berührungserinnerungen aus den Körperzellen an bereits erfahrene positive Berührungen in das Bewusstsein gesendet. Sie verbinden sich während der Massage mit den aktuell erlebten Berührungen. Negative Berührungserinnerungen können durch die bereits erklärbaren neubiologischen Prozesse und den gegebenen Kontext, in dem die Massage stattfindet, nicht reaktiviert werden. Selbstverständlich können Menschen mit Berührungstraumata zunächst nicht mit einer Psychoaktiven Massage behandelt werden. Hierzu braucht es eine gesonderte Ausbildung in verschiedenen körpertherapeutischen Methoden.

FAZIT

Implizit – explizit: Massageerlebnisse gehen in das explizite Gedächtnis. Wiederholte Massagen müssen attraktiv erfahren werden, damit sie aus dem expliziten Gedächtnis als eine lebendige und berührende Erfahrung »wiederbelebt« werden können.

3.2 Der Innere Beobachter – eine Bewertungsinstanz

Das Körpergedächtnis funktioniert genauso wie unser Gehirn: Es kann dazulernen und seine Erfahrungsbibliothek erweitern. In der Psychoaktiven Massagearbeit erleben wir, dass eine Beobachterinstanz bei den Massagenehmerinnen aktiv ist. Wir nennen das den »Inneren Beobachter«. Dieses Beobachtungssystem verfolgt sämtliche Berührungen, die direkt über die Haut gehen, sowie auch andere Kommunikationssysteme wie z. B. die Faszien oder den Vagusnerv.

Sie können das selbst einmal ausprobieren: Legen Sie Ihre flache Hand auf die Außenseite ihres Unterarms und streichen Sie relativ schnell Richtung Schulter. Konzentrieren Sie sich auf diese Berührung und vergleichen Sie sie mit einer folgenden, aber sehr langsamen Streichung. Sie werden feststellen, dass Sie die Berührung auf der Haut spüren und gleichzeitig »verfolgen« Sie »unter der Haut« diese Streichung. Erweitern Sie diese Art der Streichung auf andere Körperregionen, werden Sie bestätigen können, dass auch in Ihnen etwas »aktiv« den Berührungen folgt.

In der Psychoaktiven Massagearbeit ist das eine wichtige Erkenntnis. Das aktive Beobachtungssystem registriert die Art und Weise der Berührung, sendet über die Nervenfasern Signale an das Gehirn, dort wird die Bedeutung der Berührung mit Berührungserfahrungen abgeglichen und speichert neue Berührungseindrücke. Das aber gelingt nur, wenn die Berührung langsam stattfindet. Bei einer anhaltend schnellen Berührung schaltet der Innere Beobachter ab.

Sind die Massageberührungen langsam und folgen der Körperordnung, die wir im Kapitel 3.5 beschreiben, dann setzt relativ schnell eine tiefe Entspannung bei der Massagenehmerin ein. Bei Menschen in angespannten, unruhigen Lebensphasen oder in depressiven Episoden scheint das Beobachtungssystem eher träge zu reagieren. Bestimmte Massageabfolgen, wie z. B. die »Umarmung«, die Sie in Kapitel 7.8 beschrieben finden, brauchen mehr Zeit, um die Informationen der Berührungen im Körpergedächtnis abzuspeichern.

FAZIT

In den neuronalen Strukturen der Haut arbeitet ein aktives Beobachtungssystem, das alle Berührungen im Körpergedächtnis mit bereits abgespeicherten vergleicht und neue Berührungserfahrungen hinzufügt.

3.3 Gewohnheitsprinzip

Der Mensch ist ein Gewohnheitstier. Routinen sind für das Gehirn eine Erleichterung, es braucht für die sich wiederholenden Handlungen weniger Energie. Aber wie ist das mit wiederholenden Berührungen auf der Haut? Zum Beispiel Massageberührungen, die einen verspannten Muskel durch wiederholende streichende, drückende, klopfende oder ziehende Massagegriffe provozieren? Sie haben unter anderem das Ziel, die Sauerstoffzufuhr zu erhöhen und die Durchblutung anzuregen, um eine Entspannung in der Muskulatur auszulösen. Die Massagenehmerin kann jedoch durch die ständige, manchmal sogar quälend bohrende und schmerzliche Massage keine Entspannung zulassen. Die interozeptive Wahrnehmung signalisiert eine schmerzhafte Berührung und initiiert Abwehrreaktionen. Der Massagenehmerin kann dies mit besonderer Aufmerksamkeit bewusst werden. Je nach Kontext kann der erwartende Schmerz ertragen oder ausgehalten werden. Rein körperlich wird jedoch Stress ausgelöst und entsprechende Botenstoffe werden ausgesandt. Eine Entspannung kann auf allen Ebenen folglich nicht stattfinden. Weder der verspannte Muskel wird dauerhaft gelöst noch die Ursache behandelt, sodass ein nachhaltiger Heilungsprozess mitunter nicht erreicht werden kann, eher wird die Patientin zur Wiederholungstäterin bei Orthopäden oder Physiotherapeuten.

Um dem Gewohnheitsprinzip wie auch der Abwehr auf schmerzhafte Berührungsabfolgen entgegenzuwirken oder ein bestehendes Gedankenkarussell zu unterbrechen, braucht es ein abwechslungsreiches Berührungserlebnis. Das Wechselspiel zwischen passiver und aktiver Massagehand, das wir im Praxisteil beschreiben, die diskreten Wiederholungen von Massagegriffabfolgen und den immer wieder durch verschiedene Abläufe und Ansätze von tiefer Massagetechnik prädestinierten, zur

Verspannung neigenden Muskelgruppen sowie die C-taktile Stimulation lösen ein attraktives körperliches Erleben aus. Dieses Berührungserlebnis aktiviert kaum eine Schmerzerwartung, es schaltet das menschliche »Gewohnheitsprinzip« sowie ein bestehendes Gedankenkarussell nahezu aus, fördert das körperliche Wohlgefühl und öffnet einen weiteren Raum der inneren Gefühlslandschaften.

FAZIT

Um das Gewohnheitsprinzip auszuschalten und ein bestehendes Gedankenkarussell zu unterbrechen, muss die Massage attraktiv gestaltet und erlebt werden. Massageabfolgen von sanft bis kräftig, verbunden mit Streichungen in verschiedenen Bewegungsabfolgen, entspannen den Mensch auf allen Ebenen: geistig, seelisch und körperlich.

3.4 Körperhaltung

»Es ist unglaublich, wie viel Kraft die Seele dem Körper zu verleihen vermag.«
(Wilhelm von Humboldt, 1767–1835)

Durch Anpassungsprozesse entwickeln wir eine Persönlichkeit, die in der Leiblichkeit zum Ausdruck kommt. Unsere Körperhaltung wird uns eigen, sie wird uns zu »Fleisch und Blut«. Fordert unsere Biografie viele dieser »Anpassungsprozesse«, kann es zu körperlichen oder seelischen Beeinträchtigungen kommen. Viele Verspannungsschmerzen lassen sich auf Körperhaltungen zurückführen, die emotionale Befindlichkeiten ummanteln. Im Körpergedächtnis sind diese Erfahrungen oft als »Schutzhaltung« manifestiert. Es braucht Bewusstheit und Erfahrungen, die mit Gefühlen verbunden sind, damit wir uns an die Notwendigkeit dieser Schutzhaltungen erinnern können.

In den Kapiteln Emotionale Anatomie und Psychologische Bedeutung einzelner Körperbereiche wird der Bogen zwischen der erlebbaren Emotionalität durch Bewegungen einzelner Körperbereiche und der durch entsprechende Erlebnisse notwendigen Zurücknahme von Emotionen gespannt. Auf diesem Bogen finden die körperlichen Reaktionen statt, wenn wir auf Erlebnisse z. B. verletzt oder gedemütigt reagieren. Wiederholen sich diese schmerzhaften Erlebnisse, bildet der Körper eine »Schutzhaltung«.

Die aufrechte Haltung unterscheidet den Menschen von anderen Lebewesen. In ihr kann sich das Wesen verkörperlichen, sofern der Mensch seine durch biografische Erfahrungen nicht gestörte Unversehrtheit behalten kann. Durch ein wohlwollendes und gefördertes Leben könnte sich der Mensch sehr wahrscheinlich zu einer bedeutsamen und friedvollen Spezies entwickeln.

In der körpertherapeutischen Praxis erlauben wir uns, die Körperhaltung der Klientinnen diskret wahrzunehmen. Dabei können wir uns ein erstes Bild von der Haltung und der damit verbundenen emotionalen Anatomie machen. Im Verlauf des körperzentrierten Vorgesprächs (→Kap. 4.5) kann diese Wahrnehmung mit bestimmten Fragen überprüft werden.

Über die Körperhaltung finden wir auch einen Zugang zu unseren Klientinnen. Sehen wir z. B. nach vorne gehaltene Schultern, können wir davon ausgehen, dass der Brustraum geschützt wird und die darunter liegenden Organe, wie das Herz und die Lunge, sich in ihrer Vollständigkeit nicht entfalten können. Durch eine nicht fokussierte Berührung während der Psychoaktiven Massage kann dieser geschützte und vielleicht aus dem Bewusstsein genommene Körperbereich sensibilisiert und – wie eine Entfaltung – zu der inneren Wahrnehmung wieder aufgenommen werden. Manchmal können Klientinnen die Wahrnehmung einer Berührung an solchen Körperbereichen mit erstaunlicher Sensibilität zu ihrer eigenen Lebensgeschichte reflektieren.

Erklärend hierzu möchten wir den von Wilhelm Reich (2010) beschriebenen »Körperpanzer« hervorheben, der aus einer emotionalen wie auch geistigen Haltung den Körper einengen und mitunter auch einsperren kann. Dabei verhärten sich zusammengehaltene Muskeln mit ihren Faszien, Bändern und dem darum gelegenen Bindegewebe. Eine angespannte Muskulatur beherbergt zudem eingedrückte und eingeschlossene Organe, die ihre volle Tätigkeit, für die sie ausgerichtet sind, nicht ausschöpfen können. Dies führt z. B. zu einem unerfüllten Atemmuster: Der Atemraum wird durch den eingeengten Körperraum verkleinert. Letztendlich erfasst diese Haltung die Gelenke und führt zu Einschränkungen der Beweglichkeit, was wiederum die Beständigkeit der geistigen Haltung unterstützt. So kann eine geistige Verfestigung das seelische Gleichgewicht aus der Balance bringen. Wir sprechen dann von der *psychophysischen Maskierung*.

Die Körpertherapie kann vermitteln, wie, warum und wodurch wir unseren Körper anpassen oder auch »verbiegen«. Sie lehrt uns auch, dass durch bewusste Körperhaltung, Bewegung und Gesichtsausdruck die eigenen Gefühle, die Körperhaltung sowie die dazugehörenden kognitiven Prozesse positiv beeinflusst werden können.

FAZIT

Unsere Körperhaltung ist uns meist im Ganzen nicht bewusst. Sie formt sich nach den Erfahrungen und Erlebnissen und ist uns in »Fleisch und Blut« übergegangen. Sie verkörpert auch unser Denken, das nicht nur im Kopf stattfindet: Denken hat Einfluss auf unsere Körperhaltung. Merke: Das Denken kann sich einen Körper bauen.

3.5 Körperordnung

Der menschliche Körper ist im Gehirn Punkt für Punkt im somatosensorischen Kortex als eine Art Landkarte repräsentiert (Abb. 3-1). Der Homunculus verrät schon auf den ersten Blick, wie unser Gehirn die einzelnen Körperbereiche einteilt: Auf dünnen

Ärmchen sitzen gigantische Hände und das Gesicht wird von einer Zunge und riesigen Lippen dominiert, die weit hervorstehen. Hier wird verdeutlicht, wie ein Mensch aussehen würde, wären seine Körperteile so groß wie die Gehirnareale, welche für die Verarbeitung der jeweiligen Körperbereiche zuständig sind.

Wie viel Platz im Gehirn einem bestimmten Körperteil zugeordnet wird, hängt auch davon ab, was man mit seinem Köper macht. Sinneseindrücke z. B. von verschiedenen

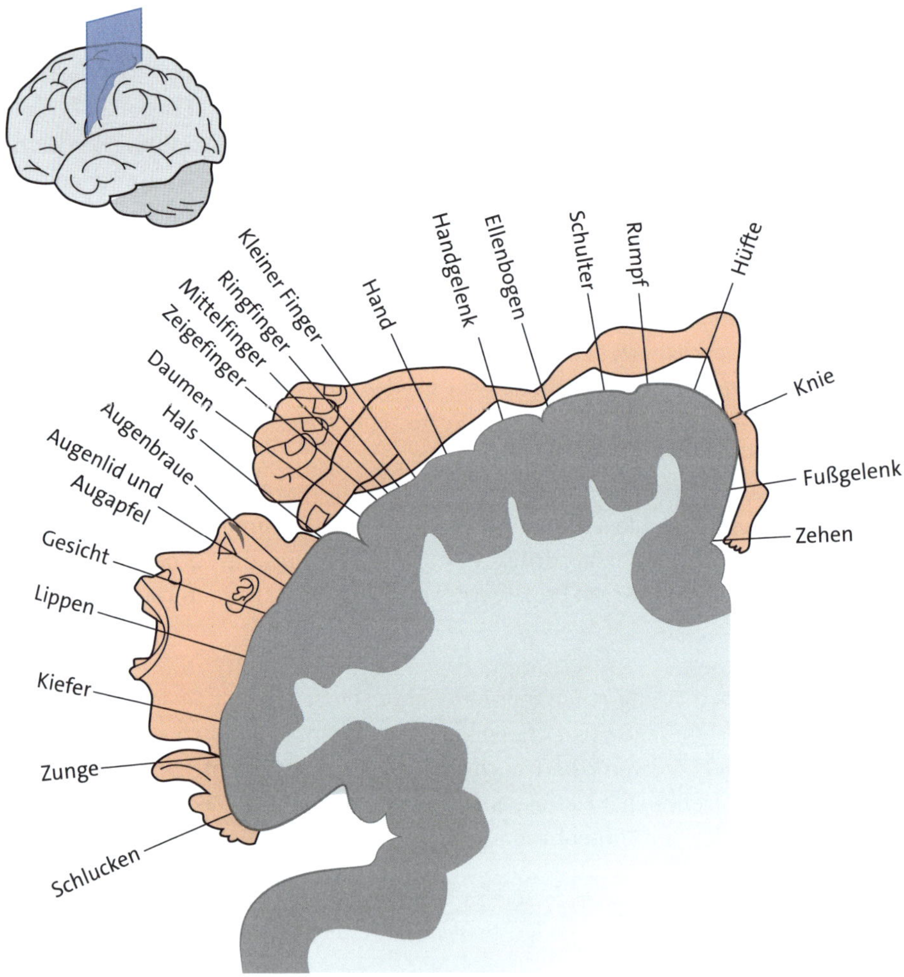

Abb. 3-1: Somatotope Abbildung des Körpers. Die Neuronen im postzentralen Gyrus des primären somatosensorischen Kortex sprechen jeweils auf die Reizung unterschiedlicher Körperbereiche an. Manche Regionen, wie Gesicht, Mund, Hände, Füße, werden im Kortex von mehr Neuronen repräsentiert, darum sind wir für Reizungen dort empfindlicher (nach: »Das flexible Gehirn«, www.dasgehirn.info/wahrnehmen/fuehlen/das-flexible-gehirn; letzter Zugriff: 30. 10. 2022).

Körperarealen haben im somatosensorischen Kortex festgelegte Verarbeitungsareale. Diese sind äußerst flexibel und lassen sich verändern, z. B. durch Berührungen (neuronale Plastizität, → Kap. 2.3).

3.5.1 Nichts durcheinanderbringen!

Während der Anfänge der Entwicklung der PAM GMK® konnte ich feststellen, dass eine Massageberührung viel angenehmer ist, wenn das entsprechende Körperteil in seiner Ganzheit gespürt wird. Wie z. B. der Arm, der aus der Hand mit den Fingern, dem Handgelenk, Unterarm, Ellenbeuge, Oberarm und Schulter besteht. Eine Ausstreichung über diesen gesamten Körperbereich wird im entsprechenden Gehirnareal abgeglichen. Werden einzelne Bereiche des Arms massiert, beispielsweise die Finger, dann besteht ihre Ganzheit auch hier durch ihre Einzelbereiche. Diese Vollständigkeitsleistung übernehmen die somatosensorischen Verarbeitungsareale.

Bleiben wir beim Arm: Wird ein Arm bei der Massage nicht in seiner Vollständigkeit berührt, stellt das Gehirn fest, dass etwas fehlt. Der Berührte kann diese Information selbst als unvollständig wahrnehmen. Eine Massage, welche die Körperordnung ignoriert, vermittelt Unvollständigkeit, also eine Versehrtheit. Dies hat zur Folge, dass eine Massage ein tiefes, umfassendes Berührungserlebnis ausschließt. Der Mensch ist darauf ausgerichtet, über seine Vollständigkeit seine Unversehrtheit zu bestätigen.

Ähnliche Effekte erzeugen Körperteile, die wir ablehnen, weil sie schmerzen oder wir sie nicht mögen. Diese Körperbereiche werden abgespalten, von ihnen oder durch sie erhalten wir keine Informationen mehr. Das Gehirnareal, das für diese Bereiche zugeordnet ist, übernimmt dann andere Aufgaben, wie z. B. auch bei Amputationen. Das Areal, das dem abgetrennten Körperteil zugeordnet war, übernimmt neue Aufgaben.

3.5.2 Was gehört zusammen?

Die allumfassende Körperordnung ist die unversehrte Gesamtheit des ganzen Körpers, aufgeteilt in Hunderte von Kleinstgesamtheiten wie

- den Unterkörper: Zu ihm gehören die Beine, das Gesäß und das Becken, wobei das Becken auch zum Unterleib gehört.
- das Bein: Es ist komplett mit Fuß und seinen Zehen, Unterschenkel, Oberschenkel, Gesäß und den dazugehörigen Gelenken an Knöcheln, Knien, Hüfte.
- den Oberkörper: Zu ihm gehören Arme, Flanken, Rücken, Bauch und Brust.
- den Arm: Er ist komplett mit Hand, Fingern, Handgelenk, Unterarm, Ellenbeuge, Oberarm.
- den Nacken und den Hals: Sie sind die Verbindungen zwischen Oberkörper und Kopf mit dem Schädel und dem Gesicht.

FAZIT

Beruhigende Sinneseindrücke durch eine Berührung hängen nicht nur von den Funktionen der C-taktilen Nervenfasern und der Interozeption ab, sondern auch von der »vollendeten Berührung«.
Massageberührungen, die das Ziel haben, eine psychophysische Wirksamkeit auszulösen, müssen sich der Körperordnung unterwerfen, damit das Gehirn das berührte Körperteil entsprechend auf seine Gesamtheit – auf seine Unversehrtheit – überprüfen und bestätigen kann.

3.6 Bestandteile der Emotionen

Emotionen sind Vorgänge im Körper, die aus einem äußeren Reiz entstehen. Sie ermöglichen uns, in einen nonverbalen Dialog mit Situationen im Alltag zu gehen und mit anderen Menschen zu kommunizieren. Dafür sind sie aus unterschiedlichen Bestandteilen zusammengesetzt: aus *Gefühlen*, wie Freude, Ärger, Ekel, Überraschung, Trauer, Angst, aus *körperlichen Reaktionen*, wie Lachen, Weinen, Schwitzen, Klang der Stimme, veränderte Herzfrequenz, und aus *kognitiven Prozessen*, wie z. B. das Erinnern, Entscheiden oder Vergleichen mit bereits erlebten Situationen.

3.6.1 Körperliche Reaktionen

Auf ein Gefühl folgt unweigerlich eine körperliche Reaktion und je intensiver das Gefühl ist, desto stärker ist der Ausdruck. Zu den bewusst wahrnehmbaren Gefühlen, wie Lachen oder Weinen, gibt es zudem Reaktionen, die unbewusst im Körper gesteuert werden, wie z. B. die Aktivierung von Muskeln, Schweißausbrüche oder eine veränderte Atmung.

Körperliche Reaktionen sind meist komplex und nicht einzigartig: Eine Gänsehaut kann ebenso bei Angst wie auch durch Rührung entstehen, wir Weinen aus Freude oder aus Traurigkeit. In Gefahrensituationen passen sich der Kopf und der Körper an, beispielsweise spannen sich die Muskeln an, wenn wir ängstlich werden, wir atmen schneller und das Herz schlägt »bis zum Hals«. Diese anschauliche Beschreibung zeigt, dass der Körper keine statisch festgelegte Einheit ist, sondern dass er sich in einem stetigen »pulsierenden« Prozess befindet.

3.6.2 Kognitive Prozesse

Wir können unsere Emotionen wie ein emotionales Bewertungssystem verstehen, das uns hilft, die Vielzahl der täglich notwendigen Entscheidungen einzuschätzen und zu treffen. Je größer unser Erfahrungsschatz ist, desto differenzierter können wir neue Situationen bewerten. Die empfundenen Gefühle stehen in Verbindung zu unserem Gehirn, wie wir es auch in Kapitel 2.1 beschrieben haben.

FAZIT

Gefühle sind die Grundlagen unserer Wahrnehmung und ein Teil der Emotionen. Sie helfen, Erfahrungen schnell einzuordnen. Damit wir unsere Gefühle jedoch nach außen tragen können, um andere Menschen daran teilhaben zu lassen, sind weitere Bestandteile der Emotionen erforderlich, wie z. B. die körperlichen Reaktionen und die kognitiven Prozesse.
Die Gefühle eines Menschen und sein Identitätsgefühl entstehen aus seinen Körperempfindungen und aus der individuellen Anatomie, aus der Form und der Struktur von Körperräumen und Geweben sowie und aus ihrer inneren Beweglichkeit.

3.6.3 Unversehrt – Versehrt

Gehen wir noch einmal zurück zu dem im Vorwort skizzierten »unversehrten Menschen«. Unsere Körperhaltung wird von unserer »persönlichen Biografie«, den Erfahrungen und Erlebnissen, geprägt, angepasst und modelliert. Emotionale Verletzungen, die wir in unserer Entwicklung und darüber hinaus durchleben müssen, gehen oftmals mit einem Schreckmoment einher. Der Begriff »Verletzung« beinhaltet alle inneren und äußeren Ereignisse, die den Schreckreflex auslösen, der aus einem Kontinuum einzelner Alarmreaktionen besteht (Keleman 1995).

Mit einer Prüfung der Situation beginnt der Reflex, woraus sich ein Sich-Behaupten, der Ärger oder die Vermeidung darüber bis hin zur schlussendlichen Unterwerfung oder zum Zusammenbruch entwickeln können. Gelingt es, bereits die erste Reaktion, den Angriff oder das störende Objekt zu entschärfen, kehrt der Körper in sein gewohntes Gleichgewicht zurück. Gelingt das nicht, kann eine Kettenreaktion entstehen: »Der Schreckreflex ist eine Notfallreaktion, eine Antwort des Organismus auf Momente der Gefahr. Sie ist zum vorübergehenden Einsatz bestimmt« (Keleman 1995, S. 82–86).

Jeder von uns hat schon einmal einen Schreckmoment erlebt und kann deshalb nachempfinden, was in diesem Augenblick geschieht: Innerhalb von wenigen Sekunden reißen wir die Augen auf, um das Bedrohliche besser zu sehen, wir halten den Atem an und stellen das Riechen ein, um besser zu hören, wie bedrohlich die Situation ist, und wir spannen die Muskulatur an, damit wir uns voll und ganz konzentrieren können. Dies geht unter anderem mit einem extremen Schulterhochziehen einher, damit wir unseren verletzbaren Kopf schützen. In dieser Haltung überprüfen wir die Situation. Erleben wir in unserer Biografie wiederholt Schreckmomente, wird sich dies in unserer Körperhaltung manifestieren. So kann aus einer unversehrten Voraussetzung zur Reifung zum Menschen die Versehrtheit nicht nur in der Seele, sondern auch im und am Körper sichtbar werden.

Mit diesen Kenntnissen sind wir in der Lage, die Anatomie mit neuen Augen zu betrachten: Sie ist nicht nur eine statische Struktur, nicht nur eine Abbildung von Muskeln und Skelett, von Organen, Gewebe, Blut- und Nervenbahnen – sie bezieht sich auf einen dynamischen Lebensprozess, der durch die Gestalt von Erfahrungen und Empfindungen, von Denken und Handeln entsteht (Müller-Oerlinghausen und Kiebgis 2018).

3.7 Emotionale Anatomie

> »Die emotionale Anatomie ist der Ausdruck auf die Form, die uns die Natur gab, auf die Form, die wir als Teil einer bestimmten Gesellschaft und Familie erschaffen mussten, und auf die Form, die wir gegenwärtig gestalten.«
> *(Müller-Oerlinghausen und Kiebgis 2018)*

Unser Körperbild, das sich durch unsere Körperhaltung zeigt, ist auch geprägt von unseren Emotionen. Diese emotionale Anatomie hat sich im Laufe unseres Lebens durch unsere Gefühle und deren Ausdrucksmöglichkeiten sowie unsere Denk- und Entscheidungsgewohnheiten entwickelt. Sie formt sich nach unserer Persönlichkeit und ist für andere Menschen sichtbar, für uns selbst nicht. Sind wir beispielsweise zu einem leistungsstarken Menschen mit festen Überzeugungen herangereift, werden wir die dazugehörigen Emotionen mit den entsprechenden Gefühlen und deren Ausdrucksmöglichkeiten sowie kognitiven Prozessen in unserer Körperhaltung ausdrücken.

Nachfolgend wird beschrieben, wodurch sich die emotionale Anatomie in verschiedenen Körperbereichen entwickelt und sichtbar werden kann.

3.7.1 Emotionale Anatomie verschiedener Körperbereiche

Fuß

Der Fuß ist die Verbindung zum Boden. Erlebt der Mensch schon in seinen ersten Lebensjahren Ablehnung, Nichtbeachtung, Lieblosigkeit oder Verlassenheitsängste, kann er im Laufe seines Lebens an Angststörungen und Selbstzweifel leiden. Seine

Füße werden den Boden des Lebens auch entsprechend mit ängstlichen oder zweifelnden Schritten beschreiten.

Beine

Beine, die auf einem schwachen Fuß stehen, kompensieren diese Unsicherheit manchmal mit dem Kniegelenk: es wird durchgedrückt, um so ein Gefühl von einem sicheren Stand zu bekommen. Das durchgedrückte Knie beim Gehen erzeugt eine besondere Aufrichtung in der Körperrückseite. Das Gehen erscheint wie der Gang eines Königs oder Königin.

Gesäß

Wir kennen alle die Motivationsaussage: »Den A... zusammenkneifen und durch!« Angespannte Gesäßmuskel können Ärger oder Wut über Ungerechtigkeit oder Kränkungen einklemmen, Angst oder Unsicherheit verstecken, damit Gefühle sich nicht in anderen Körperteilen ausdrücken, wie z.B. der Hand, die dann vor lauter geballter Emotion zerstörend zuschlagen könnte.

Becken

Sind Gefühle im Gesäß eingeklemmt, muss das Becken mitspielen und sich verfestigen. Ärger, Wut, Kränkung, Hass, Angst, Minderwertigkeitsgefühle etc. – diese Gefühle müssen kontrolliert werden, damit sie nicht »hervorkommen« oder in einer emotionalen Situation, wie z.B. auch in einer sexuellen Begegnung, herausbrechen.

Rücken

Die Muskulatur des Rückens braucht Spannung, um das Aufrechtsein zu stabilisieren, wenn die Füße nicht fest und gleichermaßen beweglich auf dem Boden stehen und gehen. Wenn die Knie durchgedrückt und die Gesäßmuskeln angespannt sind, wenn das Becken verfestigt ist, dann muss der Rücken aus der Muskulatur und nicht mit der beweglichen Stütze des Unterkörpers gehalten werden.

Bauch

Ein verfestigtes Becken anästhesiert den Bauch. Die Räumlichkeit der Intuition ist gelähmt, es finden keine Strömungen statt, weder in den Unterkörper noch in den Oberkörper.

> **FAZIT**
>
> Wie ein Baukastensystem stapeln sich die emotionalen Erfahrungen im Leib und können eingeklemmte, verspannte und unbewegliche Körperempfindungen erzeugen. Der Mensch selbst erlebt die Gestaltung seiner emotionalen Anatomie oft nicht bewusst, er identifiziert sich mit seiner Gestalt und gerät erst dann in Sorge, wenn die Konstruktion zu schwächeln beginnt.
>
> Die emotionale Anatomie unterliegt dem menschlichen Entwicklungsprozess und betrifft alle Körperbereiche. Je nach Biografie verändern sich die

Spannungsverhältnisse in verschiedenen Körperteilen, entsprechend den erlebten emotionalen Situationen. Wird ein Kind mit Gewalt erzogen, wird die Struktur seiner emotionalen Anatomie dies noch nach Jahren preisgeben und für andere Menschen sichtbar sein: Die vor lauter Angst hochgezogenen Schultern manifestieren sich in der Körperhaltung und werden zu einem persönlichen Erscheinungsbild.

3.7.2 Der Volksmund und seine Diagnosen

Auch der Volksmund versucht uns die emotionale Anatomie und psychologische Bedeutung von Körperhaltungen und Körperausdrücken zu erklären (Abb. 3-2). Der Volksmund wagt sich, Diagnosen zu stellen, obwohl er weder Medizin noch Psychologie studiert hat. Seine Erkenntnisse sind oft erstaunlich genau, können allerdings auch manchmal danebenliegen, was aber der »Weitervererbung« seines Wissensschatzes nicht im Wege steht, denn wir hören es, verinnerlichen es und erzählen es weiter (Schmidt 2011).

Beim genauen Studieren der folgenden Ausführungen und Abbildung 3-2 können die Diagnosen des Volksmundes der eigenen Reflexion und Überprüfung dienen, ob die Haltung oder Befindlichkeit im eigenen Körper gegebenenfalls zutrifft oder nicht oder ob sie verändert werden könnte:

- Lügen haben kurze Beine.
- Die Angst sitzt ihm im Nacken.
- Er hat kein Rückgrat.
- Sie zieht immer den Kopf ein.
- Sie macht sich kleiner als sie ist.
- Der hat sich einen Panzer angefuttert.
- Stolz wie Oscar.
- Sie trägt die Nase ganz nach oben.
- Sie zeigt die kalte Schulter.
- Ihr Blick ist tötend.
- Seine Hand ist lasch.
- Er ist aalglatt.
- Er ist unnahbar.
- Sie ist unberechenbar.
- Kalt wie ein Fisch.
- Sie ist zurückhaltend.
- Sie hat Haare auf den Zähnen

Die »volksmündischen psychosomatischen Diagnosen« werden von Generation zu Generation vererbt. Sie hinterlegen auf unser körperliches Menschsein ein Tattoo oder sogar mehrere.

FAZIT

Die emotionale Anatomie ist eine individuelle Körperstruktur, die sich durch die persönliche Biografie formt. Sie entwickelte und entwickelt sich aus unseren Emotionen, deren körperlichem Ausdruck und den dazugehörigen kognitiven Prozessen.

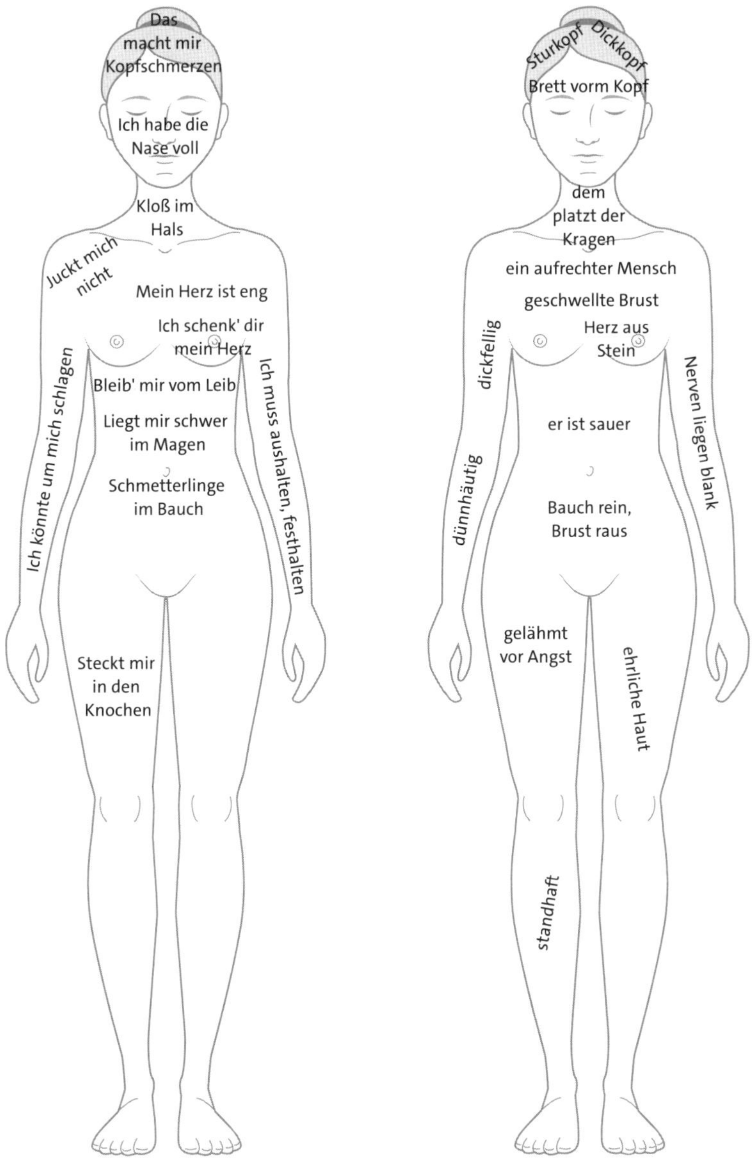

Abb. 3-2: Psychosomatische Diagnosen des Volksmundes:
a Eigene Wahrnehmung, **b** Gesellschaftliche Beobachtungen.

3.8 Psychologische Bedeutung

Psychologie ist die Verknüpfung von *Psyche* und *Logos*. Man kann sie, einfach ausgedrückt, als Lehre bzw. Wissenschaft bezeichnen, die sich mit der Psyche, dem Erleben und Verhalten der Menschen beschäftigt.

Durch die Körperhaltung können wir einen kleinen Eindruck von der persönlichen Biografie, der emotionalen Anatomie unserer Klienten erhalten. Die einzelnen Körperteile beschreiben Aufgaben und ihre dazugehörigen Fähigkeiten, z.B. die Hand: Sie greift, hält, trägt, liebkost, berührt. Durch die Funktion des Greifens, Haltens, Tragens, Liebkosens und Berührens werden Gefühle transportiert. Im Grunde ist jede Bewegung auslösend, um Gefühle wahrzunehmen, die sichtbar oder im Inneren spürbar sind. Beispielsweise vermittelt ein ausgeführter Fußtritt ein entsprechendes Gefühl, ebenso eine Umarmung, wobei beide in ihren verschiedenen Absichten unterschiedliche Emotionen hervorrufen können. Dieses Erleben nennen wir psychophysisch: Körper und Seele stehen stets in Verbindung.

Die Verbindung der emotionalen Anatomie und psychologischen Bedeutung vermittelt ein neues Verständnis über den Zusammenhang von Körperbewegung, Körperhaltung und Emotionen. Körpertherapeutisch betrachtet ist das die Schnittstelle, der Klientin eine Bewusstheit zu vermitteln, dass durch eine Veränderung der Körperhaltung und der dadurch erlebten Gefühle die manifestierte Körperstruktur nachhaltig beeinflusst und verändert werden kann.

In den Praxiskapiteln (ab Kap. 5) habe ich die emotionale Anatomie und die psychologische Bedeutung der entsprechenden Körperbereiche sowie ihre Wirksamkeit bei den einzelnen Massageabfolgen detailliert beschrieben.

FAZIT

Unter der psychologischen Bedeutung verstehen wir das Erleben, welches durch eine körperliche Bewegung oder eine Handlung mit und durch unseren Körper ausgelöst wird. Diese Bewusstheit kann eine nachhaltige Veränderung im Wahrnehmen und Denken und somit in der Körperhaltung bewirken.

4 Voraussetzungen für die Anwendung

»Sei achtsam, wenn du einen Menschen berührst.
In ihm wohnt ein unversehrtes Wesen.«
(Gabriele Mariell Kiebgis)

In diesem Kapitel skizzieren wir die Voraussetzungen sowohl für die Therapeutin als auch für die Klientin, um eine Psychoaktive Massage auszuführen bzw. zu empfangen.

4.1 Voraussetzungen für die Therapeutin

4.1.1 Therapeutische Haltung

Voraussetzung, um diese spezielle Massagetechnik anzuwenden, ist eine fundierte Ausbildung in der Psychoaktiven Massage. Wenn wir einen Menschen berühren, berühren wir nicht nur Haut, Muskeln und Bindegewebe, sondern wir berühren auch seine gesamte Biografie, seine »verkörperten Geschichten«, die sich manifestiert haben. Während einer Psychoaktiven Massage folgen wir den biografischen Spuren, die sich durch Körperform, Muskeltonus, Temperatur und Beweglichkeit zeigen. Die Massagetechnik kann je nach Intention sehr tiefe Schichten einer Person berühren. Dafür braucht es Achtsamkeit, Respekt und Bewusstheit über die eigenen Absichten. Jeder Mensch bedarf deshalb einer individuellen Arbeitsweise, um sich berührt zu fühlen, d.h. Nähe, Kontakt, zeitliches Vorgehen, Berührung und Druckstärke fordern Einfühlungsvermögen. Eine solche Sensibilität verlangt viel Erfahrung und es ist gut, selbst verschiedene Massagetechniken zu erfahren und mit mehreren Menschen diesen sensiblen Körperkontakt herzustellen und auszutauschen.

4.1.2 Die Sprache der Berührung

In der Psychoaktiven Massagearbeit erleben Klientin und Therapeutin die Sprache der Berührung als eine eigenständige Form der Kommunikation. Dabei muss die besondere sensitive Berührung über die Haut so erfolgen, dass sich der Mensch auf allen Ebenen seines Menschseins berührt fühlt. Sorgsam und respektvoll, mit weichen Händen und klarer Führung kann sich bei der Psychoaktiven Massage die Innenwelt in die Außenwelt ergießen. Die Grenzen zwischen Abgrenzung und Offenheit sind eine konstruktive Balance. Gelingt das, entsteht ein reziproker Prozess, die wechselseitige Beziehung zwischen Massagenehmerin und Massagetherapeutin. Das Mitfühlen der Therapeutin ist jedoch, genau zu wissen, dass sie an der Gefühlssituation der Klientin nicht beteiligt ist. Die Auseinandersetzung mit den eigenen Gefühlen ist eine essenzielle Übung für jede Anwärterin, welche die Psychoaktive Massage lernen und ausführen möchte. Die Fähigkeit, mit Sprache zu kommunizieren und Grenzen setzen zu können, gehört gleichfalls zu einer professionellen Berufsausübung.

Dieses Wissen ist für die Therapeutin bedeutsam, denn sie schützt die Massagenehmerin nicht nur vor unachtsamen Berührungen, sondern auch vor mentalen Übergriffen. Wir verstehen darunter auch den nonverbalen Dialog, die wortlose Kommunikation zwischen Klientin und Therapeutin. Dieses »Gespräch« kann sich in vielfältiger Weise offenbaren: Es gibt stille und leise, berührende und tief verbindende »Gespräche«, mit langen, schweigsamen Pausen oder sich in der Tiefe emporhebenden Gefühlen. Für uns als Körpertherapeutinnen braucht es kein mentales Verständnis für diese Form der Kommunikation, es braucht vielmehr Präsenz und Kompetenz. Diagnostisches wie auch analytisches Denken bündelt Energie und kann manipulativ den Erlebnisraum der Klientinnen beeinflussen.

In Kapitel 2 finden Sie umfangreiche Informationen, was durch eine therapeutische Berührung »unter der Haut« geschieht.

4.1.3 Ausstattung

Am geeignetsten für die Durchführung einer Psychoaktiven Massage ist ein abgeschlossener Raum mit Fenster. Er sollte gut belüft- und heizbar sein. Die optimale Raumtemperatur für die Behandlung ist 25 Grad.

Hardware:

- bequeme, höhenverstellbare Massagebank, ab 78 cm breit und 190 cm lang
- eine Wärmedecke auf der Massagebank oder eine zusätzlich Heizquelle (Infrarotlampe)
- weiches Kopfteil mit Einmalschutz
- Babykostwärmer zum Erwärmen des Massageöls
- weiche Fußrolle mit waschbarem Überzug
- Rollhocker oder Hocker
- Sitzgelegenheit für die Klientin
- Abstelltisch für die Klientin
- ungestörte Möglichkeit zum Aus- und Ankleiden für die Klientin
- nach Belieben Hintergrundmusik

Wäsche:

- frische Wäsche (Massageliegenbezug)
- Frotteehandtuch auf der gesamten Länge der Massagebank oder Laken
- leichtes Abdecktuch (Vlies), waschbar
- leichte Wolldecke
- Handtücher zum Erwärmen und Nachtrocknen
- Lichtschutz für die Augen
- kleines Handtuch zum Abdecken der weiblichen Brust

4.1.4 Zeitfenster für die Anwendung

Um die Effekte auszulösen, die wir bereits beschrieben haben und welche mit unseren langjährigen Praxiserfahrungen erbracht werden können, ist eine reine Massagezeit von mindestens 60 und höchsten 75 Minuten erforderlich. Eine Massagedauer, die über diese Zeit herausgeht, fördert die Dissoziation zwischen aktivem Körpererleben und innerlicher Abwesenheit. Eine Massagedauer von weniger als 60 Minuten kann nur als Einstiegskonzept angeboten werden. Dabei empfehlen wir eine Psychoaktive Rückenmassage von 30 Minuten.

Eine Studie der Universität in Konstanz aus dem Jahr 2020[7] konnte belegen, dass kurze Entspannungstechniken wie Massagen das körperliche Regenerationssystem gegen Stress aktivieren können. Bei der in der Studie angewandten zehnminütigen Kopf- und Nackenmassage oder Nacken- und Schultermassage wurde auch festgestellt, dass es keinen Unterschied machte, ob es sich um eine Massage mit sanftem oder mäßigem Druck handelte – die Berührung im Allgemeinen schien die körperliche Erholung zu steigern.

4.2 Voraussetzungen für die Klientin

Klientinnen, die zur Psychoaktiven Massage kommen, haben sich meist schon im Vorfeld über diese Methode informiert. Dabei gehen sie ihrem Bedürfnis nach Berührung und Wohlgefühl nach. Andere kommen zu dieser Körpertherapie, da sie eine Odyssee ärztlicher oder psychosomatischer Behandlungsprozesse durchlebt haben und mit den herkömmlichen Angeboten, wie z. B. der Physio- oder Psychotherapie, nicht zu ihrem gewünschten Ziel kommen. Auch Menschen, die sich in einer psychotherapeu-

7 »Stressabbau in nur zehn Minuten«; www.psychologie.uni-konstanz.de/pruessner/news/news-detailansicht/stressabbau-in-nur-zehn-minuten1 (letzter Zugriff: 21.10.2022)

tischen Behandlung oder in einer psychosomatischen Klinik befinden, werden durch ihre Therapeutin oder Ärztin auf diese körpertherapeutische Methode aufmerksam gemacht.

Einige Klientinnen sind der Erklärungen und der gesprächstherapeutischen Psychotherapie müde und erschöpft. Das ewige Wiederkäuen ihrer »Defizite« und »Makel« fördert oft eine depressive Grundstimmung. Die wenig in Aussicht gestellten Möglichkeiten der Selbstheilung im Sinne einer wertschätzenden ärztlichen oder therapeutischen Begleitung leiten die Hoffnungen auf Heilung eher in einen kräftezehrenden Prozess. Auch Klientinnen aus einem klinischen psychosomatischen Therapieprogramm erschöpfen sich oft in der Eingliederung in den Alltag.

Einige Anliegen können sein:

- Bedürfnis nach Berührung und Wohlgefühl
- körperliche Beschwerden, wie z. B. Rückenschmerzen, Schlafstörungen, Verdauungsprobleme
- seelische Beschwerden wie Depression, berufliche oder private Konflikte, körperlich-seelische Belastungen durch Lebensveränderungen oder Verlust
- Beziehungsstörungen, Sexualstörungen, Süchte verschiedenster Art

Inzwischen bieten verschiedene Medien und Internetportale umfangreiche Informationen über die heilsame Wirkung von Berührungen an, die weit über die Grenzen der herkömmlichen Heilmethoden hinausgehen. Die sich etablierende Berührungsmedizin (→Kap. 11), in der sich verschiedene therapeutische Berührungsmethoden wiederfinden, wird zukünftig eine Anlaufstelle für Menschen sein, die eine persönliche ganzheitliche Behandlung suchen.

Im Anhang finden Sie einige Rückmeldungen von Klienten, die uns die Genehmigung gaben, ihre Erfahrungen nach einer Behandlung mit der PAM GMK® zu veröffentlichen.

4.3 Die achtsame Kontaktaufnahme

»Die Würde des Menschen ist unantastbar«, so heißt es im Artikel 1 des Grundgesetzes. Warum verweisen wir auf diese bedeutende Aussage? Wir haben lange überlegt, ob das nicht zu »theatralisch« ist, haben uns dann aber doch dafür entschieden. Die Kontaktaufnahme und unsere körpertherapeutische Begleitung mit Klientinnen gestalten wir auf dieser zwischenmenschlichen Grundbeziehung. Mit welchem Anliegen auch immer ein Mensch sich unseren Händen anvertraut, seine Würde ist und bleibt unantastbar. In diesem Kontext gestalten wir auch unsere Kontaktaufnahme auf Augenhöhe, mit Achtsamkeit und Zuwendung und wirklichem Interesse.

Vor der Massage wird der Klientin ein Gespräch angeboten. Diese Kontaktebene sollte in einer entspannten und vertrauensvollen Atmosphäre stattfinden. Dazu gehört ein für die Sinne ansprechendes Ambiente. Die Nachfrage, ob die Anreise gut war und ein Parkplatz gefunden wurde, vermittelt nicht nur Interesse und Fürsorge, sondern gibt auch Informationen darüber, in welcher Befindlichkeit die Klientin ankommt. Eine psychoaktive Wirksamkeit beginnt nicht erst bei der Berührung direkt auf der Haut, sie baut sich im ganzen Massagesetting auf und entwickelt sich bereits beim Erstkontakt. Tragendes Element ist die vertrauensvolle Klientin-Therapeutin-Beziehung.

Das Ziel des ersten physischen Kontaktes ist, der Klientin eine angenehme Umgebung anzubieten, in der sie sich wohlfühlt und der sie vertrauen kann. Dazu ist es notwendig, ihr Zeit zu geben, den Raum aufzunehmen, die Therapeutin zu begutachten und sich darin einzufinden. Orientierung über die Räumlichkeiten, wie z. B. der Ort des Waschraums, fördert die Sicherheit der Klientin. Als Therapeutin müssen wir uns immer wieder erneut in die Situation der Klientin einfühlen, die in eine für sie völlig neue Situation kommt. Der vorangegangene Smalltalk fördert diese Vertrauensatmosphäre, aus dem heraus dann die weitere Gesprächsführung aufgebaut wird.

4.4 Der »Vertrag« zwischen Klientin und Therapeutin

Im weiteren Verlauf ist es unabdingbar, die Klientin nach ihrem Anliegen und nach dem Ziel der Anwendung zu fragen. Dabei geht es nicht darum, eine Diagnose oder eine psychotherapeutische Behandlung ab- und anzuleiten.

Es können z. B. folgende Gründe sein:

- Ich möchte mich besser fühlen.
- Ich möchte meinen Körper wieder spüren.
- Die Depression soll besser werden.
- Ich möchte runterkommen, entspannen.
- Das Gedankenkarussell soll aufhören.
- Die alten, negativen Verhaltensmuster sollen sich auflösen.
- Ich möchte eine bessere Beziehung zu mir selbst aufbauen.
- Die Schmerzen sollen weniger werden, ertragbar sein.
- Die postoperativen Erfahrungen möchte ich positiv verarbeiten.
- Ich möchte die Trennung, den Abschied besser durchschreiten.
- Ich möchte meine Beziehungen besser aufbauen und halten.

Mit der Frage nach dem Anliegen ermutigen wir unsere Klientin, sich langsam an ihre tatsächlichen Bedürfnisse heranzutasten. Einige können direkt ihr Anliegen und die Zielangabe artikulieren, andere jedoch sind noch ungeübt oder schüchtern, um die wirklichen Gründe zu erkennen oder auszusprechen. Bei manchen Klientinnen liegen die Bedürfnisse tief vergraben und es braucht etwas mehr an Zeit und Angeboten, diese herauszuschälen.

4.5 Das körperbezogene Gespräch

Im weiteren Verlauf des Gesprächs fördern wir die Wahrnehmung auf der körperlichen Ebene. Sowohl für die Klientin als auch für die Therapeutin ist es hilfreich, zu erfahren, was ihr »am Herzen liegt« – also ob sie sich direkt durch und im Körper ausdrücken kann.

Die Einbeziehung des Körpers im Gespräch dient dem Verstehen, wie Gefühle, Emotionen, Befindlichkeiten, Gedanken und Einstellungen mit dem Körper verbunden sind und wie wir lernen können, die Stimme des Körpers zu hören und zu verstehen.

Wir stellen Ihnen eine mögliche Gesprächsführung vor:

BEISPIEL EINES KÖRPERBEZOGENEN GESPRÄCHS ZWISCHEN KLIENTIN UND THERAPEUTIN

Pascale (K.) nennt ihr Anliegen und das Ziel: »Ich möchte meine Despression mildern.«

Die körperbezogene Frage der Therapeutin (T.) könnte lauten: »Wo in Ihrem Körper nehmen Sie die Depression genau wahr?«

K.: »Ich weiß nicht genau. Ich komme morgens nicht aus dem Bett. Das fällt mir schwer.«

T.: »Wie fühlt sich diese Schwere an? Können Sie sie an einer bestimmten oder an mehreren Stellen in Ihrem Körper orten?«

K.: »Nein, eigentlich nicht. Es ist irgendwie schwer und sinnlos. Und dann mühe ich mich ab, doch aufzustehen.«

T.: »Erleben Sie jeden Morgen diese Schwere im Körper?«

K.: »Ja, jeden Morgen.«

T.: »Und dann im Laufe des Tages, wie ist es da?«

K.: »Es wird dann leichter, aber nicht wirklich. Da fehlt halt die Kraft.«

T.: »Erinnern Sie sich an die Kraft, die es einmal gab?«

K.: »Ja, da war ich aktiv. Da bin ich immer überall hingegangen.«

T.: »Fühlte sich da Ihr Körper leicht und beweglich an?«

K.: »Ja.«

In diesem Gespräch nahm die Klientin wahr, dass ihr Körper morgens schwer ist und sie kaum Kraft hat, aufzustehen. Das ist der Ist-Zustand. In der nächsten Frage erinnerte sich die Klientin an eine früher erlebte Körperwahrnehmung. Hier können wir davon ausgehen, dass in dem Köperzellgedächtnis dieses Erleben abgespeichert ist und auch wieder zugänglich sein kann.

FAZIT

In der Fragestellung geht es nicht darum, einen psychotherapeutischen Kontext herzustellen. Vielmehr ist es eine Möglichkeit, für die Klientin die eigene Körperstimme wieder hörbarer zu machen und das eigene Körpererleben zu aktivieren.

4.6 Orientierung geben

Jetzt geht es darum, der Klientin eine klare und eindeutige Erläuterung über den Ablauf der Massage zu geben. Diese Orientierung ist wichtig, damit sie sich weiterhin sicher fühlt und nicht durch Unwissenheit Unsicherheit erfährt.

Im Anhang finden Sie einen Vorschlag für ein Orientierungsgespräch und wie Sie den Ablauf der Massage Ihren Klientinnen erklären können.

5 Praxis der Psychoaktiven Massage nach GMK®

»In Deinen Händen sei Du; berühre mit Deinem Wesen, nicht mit einer Technik, die Du gelernt hast.«
(Gabriele Mariell Kiebgis)

Die Grundlage der Psychoaktiven Massage nach Gabriele Mariell Kiebgis® (PAM GMK®) sind therapeutische, heilsame Berührungen. Das Zielorgan ist die Haut, das allgemeine Ziel ist die Aktivierung des neurobiologischen und psychoneuroimmunologischen Systems, die wir in Kapitel 2 beschrieben haben.

Um dieses Ziel zu erreichen, braucht es zu den bisher beschriebenen Grundlagen eine spezielle Massagetechnik – die Psychoaktive Massagetechnik –, die in den folgenden Kapiteln detailliert beschrieben wird. Ausgewählte Massagegriffe werden so miteinander verflochten, dass alle Körperbereiche verbunden werden. Druck und Rhythmus sind auf die Reizaufnahme und Signalweitergabe der C-taktilen Nervenfasern abgestimmt und folgen der Körpersilhouette.

Zunächst fassen wir die praktischen Grundlagen für eine Psychoaktive Massagetechnik zusammen:

- Ganzkörpermassage, textilfrei, auf der Grundlage der klassischen bzw. Kalifornischen Massage
- therapeutische, heilsame Berührungen; diese »emotionalen Berührungen« werden in die Massageabfolge leicht und fließend, durch eine ruhige und zugewandte Massageausführung eingeflochten; die »Massagegriffe« sind diskret, niemals aufdringlich, nie »extra« und niemals mit einer Absicht verbunden, sie werden wie eine selbstverständliche natürliche Berührung und in einer Einheit angeboten
- Aktivierung der CT-Afferenzen und des daraus folgenden C-taktilen Massagedrucks und -rhythmus
- Einhalten der Körperordnung

Die Massagenehmerin ist während der gesamten Zeit der Massage mit einem Vliestuch bedeckt. Das Auf- und Zudecken der massierten Körperbereiche ist in den Massagerhythmus eingewoben. Die Bewegungen des Vliestuches stimulieren zusätzlich die C-taktilen Nervenfasern.

5.1 Druck und Geschwindigkeit

Die Geschwindigkeit der ausgeführten Massageabfolgen erfolgt im Berührungsreiz, der als angenehm empfunden wird. Die Rezeptoren der dafür zuständigen Nervenfasern reagieren auf einen Berührungsreiz bei drei Zentimeter pro Sekunde, also sehr langsam, sanft und mit geringem Druck (Reichert 2015). Diese spürbar gemachte Berührung vermittelt eine emotionale Botschaft und kann in verschiedenster Weise verstanden werden. Die Vielschichtigkeit der Wahrnehmung von Berührung ist individuell und richtet sich nach den erlebten Erfahrungen. Ein Mensch, der z.B. wenig oder gar keine Berührungen erlebt hat, wird auf diese Technik aufgeregter reagieren als jemand mit vielen Berührungserfahrungen.

Bei der Massage des ganzen Körpers variiert die Geschwindigkeit jedoch zwischen C-taktiler und, wie bei der klassischen bzw. Kalifornischen Massage, muskulärer bzw. Bindegewebsstimulierung.

5.2 Präzision der Massageausführung

In Kapitel 3.5 haben wir die Körperordnung vorgestellt, die absolut eingehalten werden muss, damit sich die inneren Gefühlsräume öffnen können. Dazu gehören:

- Anatomie des menschlichen Körpers
- Choreografie der Bewegungsabläufe der Praktikerin
- Choreografie der Massageabfolge
  - die Lagerung
  - das Auf- und Abdecken
  - der Positionswechsel der Klientin
  - das Bewahren der Intimität und Würde
  - Schutz und Fürsorge der therapeutischen Haltung
  - keine Lagerungskorrekturen am Körper vor, während und nach der Massage vornehmen (→ Kap. 7.3)

5.3 Massagegriffe

In der PAM GMK® werden folgende Massagegriffe verwendet:

- Effleurage (franz.: effleurer, Streichung)
  Die Effleurage gehört zu den klassischen Massagegriffen und stellt in der PAM GMK® die Berührungsbasis dar. Mit ihr werden durch verschiedene Abfolgen und Berührungsintentionen sensible und vielfältige Berührungsimpulse gesetzt.

- Petrissage (franz.: pétrir, Knetung)
  Die Petrissage gehört zu den klassischen Massagegriffen, die das Kneten sowie Walken der Haut und Muskulatur umfasst. Sie wird langsam und mit zunehmendem Druck zur Lockerung auf Haut und Muskulatur ausgeführt, z. B. auf den Musculus trapezius (Schulter- und Nackenbereich), die Waden- oder Gesäßmuskulatur.
- Verflechtungen
  Verflechtungen werden als fließende Streichungen in verschiedenen Bewegungsmustern (z. B. Kreise, leichte Dehnungen) und Richtungen (z. B. vertikal zur Muskulatur, diagonal) ausgeführt, um die einzelnen Massagegriffe fließend miteinander zu verbinden. Verflechtungen werden in Verbindung mit achtsamen und zugewandten Berührungen ausgeführt, die sich an die Körperform und den Körperbereich, der massiert wird, anpassen.

5.4 Handtechnik

Um einen Berührungsfluss entstehen zu lassen und diesen während der gesamten Massageanwendung zu halten, werden weiche Hände und bewegliche Handgelenke benötigt. Der Berührungsfluss entsteht durch

- Wechsel der aktiven und passiven Hand, z. B. arbeitet die aktive Hand auf Muskulatur, Bindegewebe und Faszien, während die passive Hand mit leichten Ausstreichungen oder Haltegriffen das Empfinden zwischen Schmerz und Entspannung wohltuend ausgleicht.
- Massagegriffe, die in tiefere Schichten der Muskulatur eindringen, um Verspannungen zu lösen. Sie werden immer mit beruhigenden Berührungen ausgeglichen.

Dieser charakteristische Wechsel beider Hände ermöglicht die Übermittlung von verschiedenen emotionalen Botschaften.

5.5 Lagerung auf der Massagebank

Die Klientin liegt auf dem Bauch, die Arme sind seitlich an den Körper gelegt, das Gesicht ruht in einer dafür vorgesehenen Gesichts- und Kopfhalterung. Der Körper ist komplett mit einem Vliestuch oder einer leichten Decke abgedeckt, der Fußspann liegt auf einer weichen Rolle.

Eine Infrarotlampe oder eine andere Wärmezufuhr ist eingeschaltet, im Hintergrund kann dezente Entspannungsmusik laufen. Die Fenster sind blickdicht, der Raum ist warm und gut belüftet, die Geräuschkulisse auf ein Minimum reduziert.

5.6 C-taktile Körpereinölung

Das Ablegen des Massageöls auf die Haut ist eine der Königsdisziplinen in der PAM GMK®, die durchaus lange geübt werden muss. Das Einölen ist optimal, wenn der Berührungskontakt in der C-taktilen Berührungsgeschwindigkeit und im reziproken Austausch (→Kap. 2) stattfindet, um dadurch einen kontinuierlichen Berührungsimpuls auszusenden, der über die gesamte Körpersilhouette hinweg konstant bleibt. Eine zu zarte Streichung kann das Gefühl einer Beklemmung hervorrufen, eine zu feste Streichung das Erleben von Erdrückung. Beides initiiert die Abwesenheit von Kontakt und Spürbarkeit.

Technik: Das Massageöl wird auf die gesamte Körperfläche, die massiert werden soll, abgelegt. Dies geschieht in einem Fluss, ohne Richtungswechsel und in der Geschwindigkeit sowie mit dem Druck, mit denen die C-taktilen Nervenfasern aktiviert werden (3 cm/s).

Emotionale Bedeutung und Ziel: Das Massageöl sollte so vorgewärmt sein, dass es beim Auftragen auf der Haut 32 °C beträgt (Ackerley et al. 2014). Von Beginn an wird auf angenehmste Weise die Grenze zwischen Außen- und Innenwelt wahrnehmbar skizziert. Der typische, achtsame Massagecharakter der Psychoaktiven Massage vermittelt von Anfang an die Unversehrtheit des Körpers und kann eventuell negativ vorhandene Vor- und Einstellungen zum eigenen Körper überraschend positiv wandeln. Zudem kann er bereits emporkommende Schamgefühle in sehr kurzer Zeit in ein vertrauensvolles Wohlgefühl ändern.

Ausführung: Mit einer einzigen Streichung beginnt das Einölen der gesamten Körperhälfte. Die aktive Hand der Therapeutin, die körpernahe Hand, führt die Ausstreichung aus, während die andere Hand das warme Öl zwischen aktiver Hand und Haut aufträgt. Das geschieht in einem Fluss, ohne Verzögerungen oder Richtungswechsel.

5.7 C-taktile Ausstreichungssequenzen

Die Ausstreichungen erfolgen nach der Körpereinölung.

Technik: Mit beiden Händen wird mit langsamen Streichungen das Öl über die gesamte Körperhälfte in einem Strich und einem Fluss verteilt. Der Druck variiert je nach Körperzone. Die Geschwindigkeit wechselt vom C-taktilen Rhythmus zum üblichen klassischen Massagerhythmus.

Emotionale Bedeutung und Ziel: Langsame Streichungen, beginnend auf der Fußsohle über Bein, Flanke, Arm und Hand, vermitteln die Ganzheit und die Zugehörigkeit der einzelnen Körperteile wie auch der kompletten Körperhälfte. Durch die Ausstreichungstechnik werden liebevolle Berührungen vermittelt. Das langsame Herausgleiten aus der Handinnenfläche der Klientin ist als eine der ersten emotionalen Botschaften zu verstehen. Nach dem Auftragen des warmen Öls ist sie eine weitere Attraktion und kann eine vertrauensvolle Intimität zwischen Therapeutin aufbauen.

In den folgenden Kapiteln lesen Sie die genaue Anleitung der Körpereinölung sowie der Ausstreichungssequenzen auf der Körperrückseite und der Körpervorderseite.

6 Massage der Körperrückseite

6.1 Emotionale Anatomie der Körperrückseite

Die Körperrückseite gehört zu den abgewandten, für uns nicht sichtbaren Körperbereichen. Der innere Blick, den wir von unserer Körperrückseite haben, vermittelt kein klares Bild von Größe, Breite, Form und Beschaffenheit. Wahrnehmungen der eigenen Körperrückseite erfahren wir nur, wenn wir berührt werden, uns im Spiegel, auf einem Foto oder in einem Video sehen. Im schlimmsten Fall nehmen wir unsere Rückseite durch Schmerzen wahr. Die Wahrnehmung kann auch durch einen Blick erfolgen, der auf uns gerichtet wird. Der oft daraus emporsteigende Impuls wird uns veranlassen, dass wir uns dorthin drehen, wo wir vermuten, dass uns etwas ins Visier genommen hat. Sehen wir, was es war, und ist es tatsächlich jemand, der uns angeschaut oder hinter uns hergeschaut hat, dann bestätigt unser Sehen die Wahrnehmung.

Je nach Befindlichkeit spüren wir unsere Rückseite. Sind die Zeiten der körperlichen Unversehrtheit vorbei und die ersten »Zipperlein« sind spürbar, dann beurteilen wir unseren Rücken z. B. anhand der Schmerzen, die er verursacht. Zunehmend wird der Rücken zur gefühlten Belastung und braucht Unterstützung. Meist gehen wir dann zur Orthopädin und zur Physiotherapeutin. Dort erfahren wir, dass wir einen tatsächlichen Makel haben, z. B. Veränderungen oder Abnutzungen der Wirbelsäule, Schiefstellung des Beckens, Wirbelblockaden im Iliosakralgelenk oder der Halswirbelsäule. Unter Umständen folgen Feststellungen weiterer körperlicher Beeinträchtigungen, beispielsweise der Hüfte, der Ferse oder des Fußes. Unsere Körperrückseite wird mit zunehmendem Alter spürbarer. Wir befinden uns in einem Dilemma und können nur erahnen, dass unser Rücken früher schön, wohlgeformt und schmerzlos war, weil wir ihn kaum gesehen und wahrgenommen haben.

INTROJEKTE – ODER WAS DER VOLKSMUND SAGT

Je nach Land und Tradition wachsen wir mit der Stimme des Volksmundes auf und implizieren dessen Aussagen, die wir später selbst auch für Beschreibungen nutzen. So tragen wir beispielsweise auf unserer Körperrückseite diese selbstverständlichen Beschreibungen, wenn wir glauben, dass sie zu unserer Sozialisierung gehören:

- Er/sie hat ein Kreuz wie ein Schrank.
- Ein schöner Rücken kann auch entzücken.

- Er/sie hat einen Stiernacken.
- Er/sie hat stramme Waden.
- Er/sie hat Storchenbeine.
- Er/sie hat einen Hintern wie ein Dragonerpferd.
- Er/sie zeigt die kalte Schulter.
- Er/sie trägt eine schwere Last.

Der Volksmund übermittelt auch seine Glaubenssätze, z. B.:
- »Hinterrücks« kam das Urteil.
- Hinter dem Rücken wird geredet.
- Das geschah aus dem Hinterhalt.
- Er/sie fällt mir in den Rücken.
- Er/sie gibt keinen Rückhalt.
- Er/sie hat kein Rückgrat.

PRAXISTIPP

Zum besseren Verständnis der emotionalen Bedeutung dienen folgende ergänzende Beispiele:

Oberer Rücken

Schulter: als Umsetzer zum Handeln
- eine Last tragen
- zusammenbrechen
- sich hochziehen, großmachen, schützen
- sich zusammenziehen, verstecken, schützen, krumm machen

Unterer Rücken

Becken: Mittler zwischen Ober- und Unterkörper
- mit großen Schritten schreiten
- unauffällig mit kleinen Schritten gehen
- vorankommen oder stehen bleiben
- Sexualität halten oder strömen lassen

Knie

Mittler vom Boden in den Himmel
- demütig sein oder sich nicht beugen wollen
- sich unbeweglich machen
- schreiten wie ein König
- ich gehe in die Knie
- Gebet zu Gott

Füße

Ferse, Fußsohle, Zehen

- auf dem Boden stehen
- meinen Weg gehen
- sicher oder unsicher gehen

6.2 Psychologische Bedeutung der Körperrückseite

Bei der psychologischen Bedeutung geht es um das Erleben durch Bewegungen oder Haltungen von Körperteilen oder Körperbereichen. Lehnen wir uns z. B. in einer Übung an einen anderen Menschen, kann dadurch das Bedürfnis emporsteigen, sich anzulehnen, sich in den anderen hineinfallen zu lassen oder getragen und gehalten zu werden. Das Anlehnen kann entspannend wirken, es kann aber auch zu einer plötzlichen Körperversteifung führen, mit der um Halt gerungen wird, weil ein aufkommendes Gefühl unwillkommen ist.

Die Körperrückseite zählt zu dem Körperbereich, die uns »Rückhalt« gewährt. Mit ihr können wir uns selbst Halt geben. Sie ist außerdem der Körperbereich, der uns auf die Beine stellt, mit dem wir stehen bleiben können und mit der Körpervorderseite korrespondieren, z. B. dass das, was wir in Aussicht haben oder *vor uns steht*, durch die Körperrückseite ausgeglichen wird.

Ein Beispiel hierfür ist das Erleben eines Konfliktes mit einem anderen Menschen: Wir verstärken unseren »Rückhalt« mit angespannter Rückenmuskulatur. Würde diese Anspannung dauerhaft gehalten werden, beispielsweise durch ständige Überforderung, würde es die Muskulatur überspannen und es käme zu starken oder weniger starken bis chronischen Rückenschmerzen.

6.2.1 Körperrückseite – nicht in Sicht

Die Körperrückseite ist der Körperbereich, den wir selbst nicht sehen können. Um ein Bild von ihr zu bekommen, sind wir abhängig von einer Reflexion durch einen Spiegel, durch einen Menschen, der sie uns beschreibt, ein Foto oder durch Hände, die uns berühren.

Im Spiegel

Das Bild der Körperrückseite durch einen Spiegel kann auch einer Täuschung oder einer Enttäuschung unterliegen. Der Mensch ist nicht in der Lage, sich selbst so zu sehen, wie ein anderer Mensch ihn sieht. Es fehlt der »freie Blick auf uns selbst«. Sehen wir unsere

Körperrückseite im Spiegel, kann sie uns fremd erscheinen. Vielleicht gleitet unser Blick noch mit etwas Neugier über die Silhouette, bis wir dann allmählich beginnen, sie kritisch zu betrachten. Der prüfende Blick entscheidet, ob das, was wir sehen, schön oder nicht schön, stimmig oder unpassend, so, wie wir es uns vorgestellt haben oder es nicht unserer Vorstellung entspricht. Einher geht diese Betrachtung mit Bewertungen im Vergleich zwischen unserem inneren und äußeren Bild, das wir uns über unsere Rückseite gefertigt haben. Wir beginnen also, unsere Körperrückseite zu bewerten und zu beurteilen.

Beschreibung durch einen anderen Menschen

Beschreibt ein anderer Mensch unsere Körperrückseite, kommt es darauf an, wer es ist. Ist uns der Mensch vertraut, sind wir mit ihm in einer Beziehung, kommt es ganz auf die Qualität der Verbindung an: Sind es die Eltern, gehen wir sehr wahrscheinlich davon aus, dass sie es gut mit uns meinen und nicht objektiv sind. Ist es die Schwester oder der Bruder, schenken wir der vielleicht übertriebenen negativen Beschreibung oder gar der äußerst positiven Beschreibung wenig Glauben. Ist es eine nahe und vertraute Freundin oder ein naher, vertrauter Freund, nehmen wir diese Beschreibung schon eher als objektiv entgegen. Bei ihnen sind wir sogar in der Lage, eine Kritik anzunehmen. Am besten gelingt uns das Annehmen der Kritik, wenn es möglich ist, den angeblichen »Makel« selbst verändern zu können. Hören wir beispielsweise: »Du stehst so krumm«, dann können wir an unserer Haltung etwas ändern. Hören wir jedoch: »Deine Waden sind dick«, dann stürzen wir in eine große Unsicherheit.

Beschreibt der Liebespartner oder die Liebenspartnerin unsere Körperrückseite, gehen wir uns meist selbst auf den Leim, weil wir ihnen natürlich gefallen wollen. In diesem Kontext ertragen wir kaum oder gar keine Kritik. Fällt das Urteil positiv aus, dann glauben wir es womöglich nicht, weil wir denken, dass unsere Liebste oder unser Liebster uns nicht verunsichern möchte. Ist das Urteil negativ, dann breitet sich ein Teppich der Unsicherheit aus. Da wir dieses Gefühl nicht ertragen, werden wir ärgerlich.

Auf einem Foto

Sehen wir ein Foto, das uns von hinten zeigt, dann erkennen wir uns auf den ersten Blick meist gar nicht. Wir beginnen dann, das Bild unserer Rückseite zu studieren, neugierig zu betrachten, ähnlich wie der Blick in den Spiegel. Stehen wir mit anderen zusammen auf dem Foto, vergleichen wir unsere Rückseite mit jener der anderen. Dann beginnt es wieder von vorne: die Be-Urteilung, das Be-Werten und das Vergleichen.

Wahrnehmung durch Berührung

Werden wir berührt, können wir unsere Körperrückseite spüren und ihre Struktur wahrnehmen. Werden wir z. B. auf den Schultern massiert, weil wir verspannt sind oder Schmerzen haben, tut uns das richtig gut. Wird diese Massage so ausgeführt, dass wir uns auch anvertrauen, dann fallen alle Bewertungen und Beurteilungen ab, die wir von unserem Rücken in uns tragen. Wir erleben die Berührung als wohltuend, manchmal nehmen wir sie sogar als »angenehmen Schmerz« wahr.

Dass das so empfunden werden kann, liegt in den Händen der Berührerin, der Bereitschaft der Berührten sowie an der Massagetechnik. Wir wissen nicht, wie unsere Klientin mit ihrem Rücken, ihrer »Rückseite«, umgeht und wie sie diese wahrnimmt. Wir haben die Möglichkeit, ihr durch professionelle Berührungen ein spürbares Bild von ihrer Körperrückseite zu vermitteln, wie sie es vielleicht so angenehm und wohltuend noch nie in ihrem Leben gespürt hat.

FAZIT

Mit der Psychoaktiven Massage erlebt der Mensch seine Körperrückseite im Ganzen und in einem fließend leichten Zustand. Die massierenden Hände sind dabei ein stetiger Spiegel, die nicht nur die Konturen widergeben und damit die Grenze zwischen Außenwelt und Innenwelt spürbar machen, sondern sie vermitteln durch die Art und Weise der Berührung ein Gefühl der Harmonie, der Akzeptanz, der Schönheit, ein wohliges Gefühl und geben das Bild der ganz persönlichen intimen Beheimatung wieder.

6.2.2 Der Rücken – die Ablage

Unsere Rückseite ist »die andere Seite der Medaille«. Auf ihr wird alles abgelegt, was noch bearbeitet werden sollte. Sie trägt den Preis für unsere Darstellung, mit der wir in die Welt gehen und wie die Welt uns sehen soll. Wir werden immer mit gestärktem Rücken zu einem wichtigen Meeting gehen und mit Muskelanspannung und zwanghafter Haltung den Vorwürfen des Chefs, dem Konflikt mit dem Geschäftspartner, dem Streit mit unseren Lebenspartnerinnen oder Lebenspartnern, den Sorgen um unsere Kinder entgegentreten. Manchmal müssen wir uns auch aufblasen, damit wir größer erscheinen, als wir im Moment tatsächlich sind. Dabei hilft uns das Kreuz im Rücken.

Jede Handlung, die wir nicht vollziehen, ob die Ohrfeige, die wir abwehren wollten, die Umarmung, die wir unterdrückt haben, die Faust, die den Peiniger von uns drängen soll, bleibt in unserem Körper eingefroren. Ebenso werden die Lügengeschichten und die faulen Kompromisse festgehalten, damit sie nicht aus uns herausfallen und wir uns mit ihnen konfrontiert sehen.

Gehen wir über unsere Grenzen, ob nun emotional oder im tatkräftigen beruflichen Einsatz, wird dies von unserem Kreuz getragen und lastet auf unseren Schultern, auf unserem Becken, drückt uns in die Knie und macht den Boden, auf dem wir laufen, unsicher. Alles bleibt in der »körperlichen Ablage« und in uns als verkörperte Emotion. Sicher verwahrt, damit nichts vor- oder herausfällt.

Das alles ist menschliches, soziales Verhalten und dient dazu, die Gemeinschaft, in der wir leben, zu stärken und zu festigen sowie unsere Zugehörigkeit zu sichern.

6.3 C-taktile Körpereinölung

Eine der Königsdisziplinen der PAM GMK® ist das Ablegen des vorgewärmten Massageöls auf die Haut. In den Kapiteln 5.6 und 5.7 finden Sie die Ausführung des Einölens und die darauffolgenden Ausstreichungssequenzen.

Technik: Das Einölen beginnt auf der Fußsohle und geht über Achillessehne, Unterschenkel, Kniekehle, Oberschenkel, Gesäß, Rückenseite nahe der Wirbelsäule über die Schulter, an der Flanke zurück über Hüfte, Oberschenkelaußenseite, Wade und Fußsohle bis zu den Zehen (Abb. 6-1).

Die zweite Linie dient dem eventuellen Nachölen und wird ebenso ausgeführt, wie zuvor beschrieben.

Die dritte Linie beginnt, wenn nicht nachgeölt werden musste, wie zuvor beschrieben und geht weiter über Schulter, Oberarm, Ellenbogen, Unterarm und Handinnenfläche.

Der Berührungskontakt wird langsam über die Finger gelöst, damit das Massageöl abgestellt werden kann.

Bedeutung: Von Beginn an wird auf angenehmste Weise die Grenze zwischen Außen- und Innenwelt wahrnehmbar skizziert. Der typische, achtsame Massagecharakter der Psychoaktiven Massage vermittelt von Anfang an die Unversehrtheit des Körpers und kann eventuell negativ vorhandene Vor- und Einstellungen zum eigenen Körper überraschend positiv wandeln. Er kann auch bereits emporkommende Schamgefühle in sehr kurzer Zeit in ein vertrauensvolles Wohlgefühl ändern.

Ausführung: Mit einer einzigen Streichung beginnt das Einölen der gesamten Körperhälfte (Abb. 6-1). Die aktive Hand der Therapeutin, die körpernahe Hand, führt die Ausstreichung aus, während die andere Hand das warme Öl zwischen aktiver Hand und Haut aufträgt. Das geschieht in einem Fluss, ohne Verzögerungen oder Richtungswechsel.

Hinweis: Für eine klare Ansicht der Massageabläufe haben wir auf die Darstellung des Abdeckvliestuchs in den Abbildungen verzichtet.

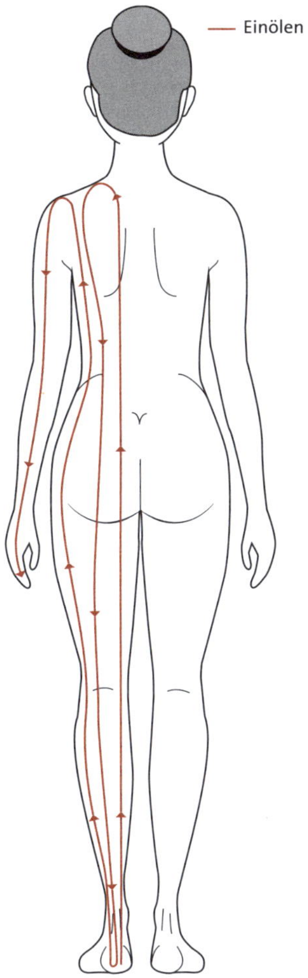

Abb. 6-1: Körpereinölung der Körperrückseite.

6.4 C-taktile Ausstreichungssequenzen

Die Ausstreichungen erfolgen nach der Körpereinölung.

Technik: Die erste Ausstreichung erfolgt als langsame Streichung, beginnend auf der Fußsohle über Bein, Flanke, Arm und Hand. Sie vermittelt die Ganzheit und die Zugehörigkeit der einzelnen Körperteile sowie der kompletten Körperhälfte (→ Abb. 6-2).

Bei der zweiten Ausstreichung trennen sich an der Schulter die Hände: Die körpernahe Hand (Innenhand) streicht auf der Rückenseite zurück Richtung Fuß, während die andere Hand (Außenhand) über den Arm und die Hand streicht. Auf dem Handrücken der Klientin ruht die Hand der Therapeutin, während die andere bis zur Fußsohle zurückstreicht. Die Hand auf dem Handrücken der Klientin wird langsam gelöst.

Beim dritten Ausstrich teilen sich die Hände nicht, sie streichen gleichzeitig über Rückenseite, Flanke, Gesäß, Bein und Fuß zurück. Dabei wird bei der zurückgehenden Ausstreichung über die Schulter das Vliestuch mit der Außenhand wieder auf dem Rücken der Klientin abgelegt, sodass nur noch das Bein aufgedeckt bleibt (→Abb. 6-3).

Bedeutung: Durch die C-taktile Ausstreichungstechnik werden liebevolle Berührungen vermittelt. Das langsame Herausgleiten aus der Handinnenfläche der Klientin ist als eine der ersten emotionalen Botschaften zu verstehen. Nach dem Auftragen des warmen Öls ist sie eine weitere Attraktion und kann eine vertrauensvolle Intimität zwischen Klientin und Therapeutin aufbauen.

Ausführung: Ausstreichungssequenzen Körperrückseite. Mit beiden Händen von der Fußsohle bis zur Schulter bzw. über die Hand im C-taktilen Massagerhythmus (Abb. 6-2). Bei der zurückgehenden Ausstreichung über die Schulter wird das Vliestuch mit der Außenhand wieder auf dem Rücken der Klientin abgelegt, sodass nur noch das Bein aufgedeckt bleibt (Abb. 6-3).

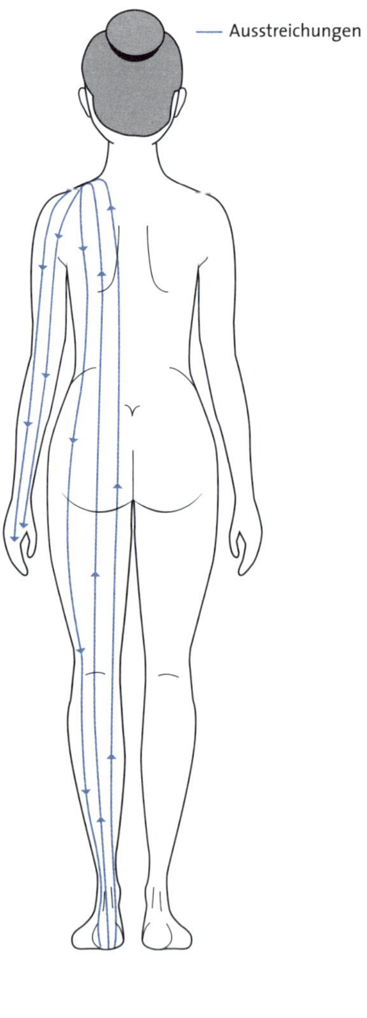

Abb. 6-2: Ausstreichung der Körperrückseite.

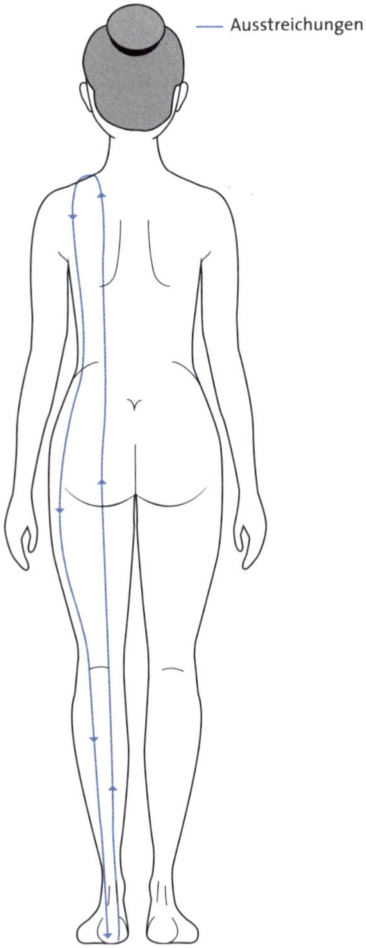

Abb. 6-3: Ausstreichung der Körperrückseite.

6.5 Beinmassage

Nach der Körpereinölung und den Ausstreichungssequenzen der gesamten Körperhälfte beginnt die Massage mit dem rückwärtigen Bein.

Technik: Streichungen (Effleuragen), leichte Knetungen (Petrissagen). Die Massagetechnik beginnt mit einer gesamten Ausstreichung des Beins, wird dann in einzelne Segmente aufgeteilt und entsprechend der Körperordnung massiert (→Abb. 6-4, Abb. 6-5, Abb. 6-6).

Muskulatur: Mm. gluteus maximus und medius, M. biceps femoris, M. semitendinosus, M. semimembranosus, Tractus iliotibialis, M. gastrocnemius (Caput mediale und laterale), Achillessehne, kurze Fußmuskeln (Fußspann und Fußsohle).

Körperordnung: Fuß, Verbindung Fußgelenk, Wade, Verbindung Kniekehle, Oberschenkel, Verbindung Hüfte, Gesäß.

Psychologische Bedeutung: Das rückwärtige Bein gehört zu den abgewandten Körperzonen, die ein Mensch selbst nur eingeschränkt oder gar nicht sehen kann. Es zählt zu den Körperteilen, die auch das Aufrechtsein gewährleisten.

In der Biografie ist das rückwärtige Bein dem zurückgelegten Weg zuzuordnen.

Emotionale Botschaft: Bei der professionellen Massageberührung werden durch die Ausstreichungen der Zusammenhang und die Vollständigkeit des Beins vermittelt.

Ziel: Der immer wiederkehrende C-taktile-Rhythmus ermöglicht die Wahrnehmung der einzelnen Bereiche des Beins. Verflechtungen, die über die Gelenke ausgeführt werden, zeichnen die Zusammengehörigkeit der einzelnen Körperteile nach, wobei jedes Körperteil eine eigene Vollständigkeit und Körperordnung hat, die in den nachfolgenden Massageausführungen aufgenommen und gespiegelt werden. Dabei können die verschiedenen Beschaffenheiten und Berührungsbedürfnisse in ihrer Einzelheit gespürt werden. Diese Berührungsvarianten ergeben ein lebendiges Bild, gestalten die Massageberührung attraktiv und verhindern das Gewohnheitsprinzip.

Ausführung: Der Standort der Therapeutin ist seitlich, am Fußende der Massagebank.

1. Gesamtausstreichung Bein, hoch über die Hüfte bis zum Beckenrand (Abb. 6-4, a).
   Bedeutung: Die Gesamtausstreichung erfüllt die spürbare Gesamtheit des Beins. Der Körperordnung muss präzise gefolgt werden, damit neurobiologisch die Vollständigkeit des Beins überprüft und bestätigt wird.
2. Die Massage beginnt mit einer Acht auf der Fußsohle (von außen nach innen) (Abb. 6-4, b).
   Bedeutung: Viele Menschen sind auf der Fußsohle sehr empfindsam. Durch die fließende Acht und die Kontaktqualität wird die erste Massageberührung auf der Haut als überraschend wohltuend erlebt. Die Erwartung einer überempfindlichen, unangenehmen Berührung an der Fußsohle entfällt. Das Vertrauensangebot für weitere Berührung wird gestärkt.

V = Verflechtung über die Ferse zur Achillessehne. Achillessehne in Ferse hineindehnen, im Wechsel.

Bedeutung: Verflechtungen dienen in der PAM GMK® als Verbindungsberührungen von einem Massagegriff zum anderen, in diesem Fall vom Fuß in den Unterschenkel. Die Achillessehne gehört zu den sehr empfindsamen und verletzlichen Körperteilen. Durch die Verflechtung und die folgende fließende Massagedehnung der Achillessehne können unterschiedliche Gefühle hervorgerufen werden.

3. Streichung der Wade von der Achillessehne bis zur Kniekehle im Wechsel, siehe Abb. 6-5, a.
   Bedeutung: Die Konzentration auf die Achillessehne wird abgelöst durch die Streichung des ganzen Unterschenkels. Die »Integration« des empfindsamen Körper-

teils in die muskulär ausgebildete Wade vermittelt eine Einheit von Verletzlichkeit und Stärke.

4. Knetungen auf dem Wadenmuskel (Abb. 6-5, b).
   Bedeutung: Wahrnehmung stärkerer Muskulatur. Lösung von Anspannung sowie angenehme, feste Massageberührung.
5. Kniekehle mit leichten Dehnungen – in Form kleiner Achten – öffnen (Abb. 6-5, c).
   Bedeutung: Die Kniekehle ist das Fenster im rückwärtigen Bein. In ihr befinden sich die Muskelansätze für den Unter- und Oberschenkel. Kniekehle und Kniescheibe stehen in Verbindung. Zudem mutet die Empfindsamkeit der Kniekehlenhaut wie eine Ansammlung der C-taktilen Nervenfasern an – wir nennen diese besonders empfindsamen Körperzonen »CT-Hautfelder«. Das Berühren der Kniekehle ist für die meisten Menschen überraschend, da eine Berührung dort sehr selten bis gar nicht stattfindet.

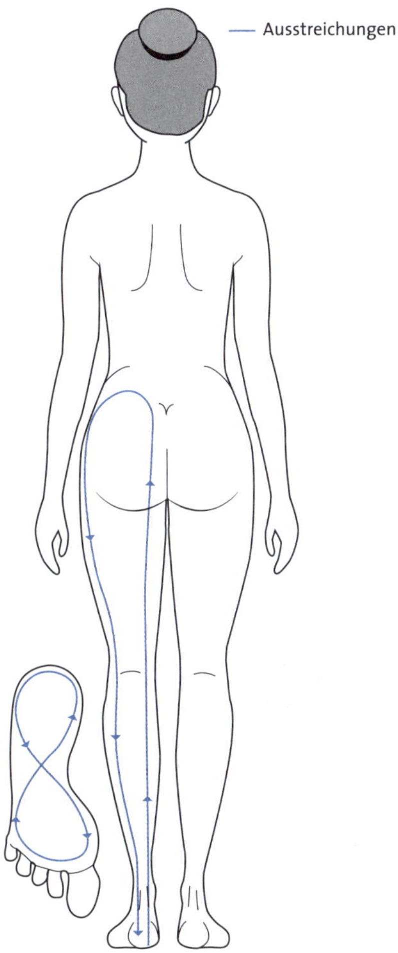

Abb. 6-4: Beinmassage Körperrückseite:
a Gesamtausstreichung Bein; b Beginn mit einer Acht auf der Fußsohle.

V = Verflechtung auf der Kniekehle in Form einer immer größer werdenden Acht.
Bedeutung: Verbindung von Unter- und Oberschenkel über die Berührung der Kniekehle.

6. Kräftige Streichung der Oberschenkelmuskeln, mit den Handkanten bis Gesäßrand, dann über das Gesäß (Abb. 6-5, d).
   Bedeutung: Auch hier ist die muskuläre Massage lösend und vollendet durch die Einbeziehung der Gesäßmuskeln die Gesamtheit des Beins.

V = Verflechtung: Ausstreichung zurück zum Fuß als Einstieg in die Gesäßmuskulatur.
Bedeutung: Das Berühren bzw. Massieren des Gesäßes ist in den meisten Massagen ein Tabu. Dabei gehört der M. gluteus maximus zu den stressverarbeitenden Muskeln. Der Volksmund fordert, in schwierigen Situationen den »Po zusammenkneifen und durch«.

7. Halbmondförmige Knetungen am M. gluteus maximus, kräftig massieren, Druck wegnehmen und dann langsames Gleiten mit beiden Händen bis zurück zur Fußsohle (Abb. 6-5, e).
   Bedeutung: Körperliche Konditionierungen hinterlassen starke muskuläre Anspannungen und können Schmerzen in verschiedenen Körperbereichen verursachen. Das Gesäß gehört zu den großen Haltemuskeln und ist ein intimer Körperbereich, der in der Berührung präzise und mit Respekt behandelt werden muss. Die Massage kann als »schmerzhaft-gut« empfunden werden und verschafft eine erhebliche Erleichterung.

V = Verflechtung: Ausstreichung vom Fuß über den M. gluteus maximus zurück zur Fußsohle.
Bedeutung: Nach der kräftigen Gluteusmassage erzeugt der Wechsel in eine einfühlsame Berührung durch die C-taktile Streichung eine Beruhigung des Inneren Beobachters: Das interozeptive System entspannt sich.

8. Trennung des Zwillingsmuskels der Wade (M. gastrocnemius, Caput mediale und laterale) bis tief in Kniekehle (Abb. 6-6, a). Hier langsam und tief arbeiten und auf eventuelle Blockaden achten (innehalten).
   Bedeutung: Ich empfehle bei der folgenden Massagesequenz das Hinsetzen der Massagetherapeutin auf die Massagebank. Diese veränderte Positionierung der Massagetherapeutin muss ruhig und geschmeidig erfolgen. Die »gemeinsame« Ebene erweitert den Vertrauensraum und eröffnet eine diskrete Nähe zur Klientin. Das »Trennen« des Zwillingsmuskels muss einfühlsam und darf nur mit mäßigem Druck ausgeführt werden. Zusammengeklebte Faszien können auf die Dehnung und den Druck empfindlich reagieren.

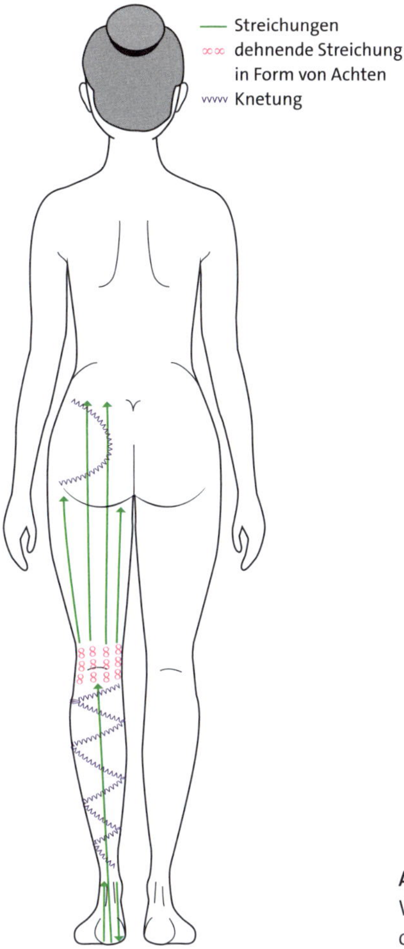

Abb. 6-5: Beinmassage Körperrückseite: a Streichung Wade; b Knetung Unterschenkel; c Kniekehle; d Streichung Oberschenkel; e Knetung Glutaeus.

V = Verflechtung: Beim Zurückgleiten mit der Innenhand unter dem Bein bis unter den Fußspann gleiten. Die Innenhand legt sich haltend um den Fußknöchel.

Bedeutung: Das Halten um den Fußknöchel löst den Fuß von der Fußrolle. Das »Halten« ist eine emotionale Botschaft des Gehaltenwerdens und entlastet. Es muss darauf geachtet werden, dass der Fuß nicht hochgehoben wird. Er sollte ruhig und entspannt in der Hand liegen.

9. Es folgen Ausstreichungen der Fußsohle und der Zehen mit Wechsel der Hände (Abb. 6-6, b). Hierbei massiert eine aktive Hand, während die passive Hand den Fuß hält. Die Zehen einzeln in einem Zug ausstreichen! Den Fuß langsam und achtsam ablegen.
Bedeutung: Die gezieltere Zuwendung auf den Fuß erlebt die Massagenehmerin als erneute Beruhigung: Die Massagetherapeutin ist zwar auf der gleichen körperli-

chen »Ebene«, sie ist aber noch »entsprechend entfernt«. Die Massage am Fuß ist auch deshalb im Stillen ein Genuss. Die explizite Zuwendung zur Fußsohle und den Fußzehen holt den Fuß, als die Erde am meisten berührender Körperteil, ins Bewusstsein.

10. Es folgen langsame, kreisende Streichungen im Wechsel auf der Fußsohle, immer von der Mitte der Fußsohle nach außen massieren und dabei bis hoch zur Ferse gehen (Abb. 6-6, c).
    Bedeutung: Die Massage öffnet und weitet die Fußsohle.

V = Verflechtung: »Zeltgriff« über der Ferse.

11. Erneut eine Ausstreichung über die Wade bis zur Kniekehle, beim Zurückgleiten unter den Fußspann gleiten und den Fuß *sehr langsam* auf die Fußrolle absinken lassen (Abb. 6-6, d).
    Bedeutung: Das sehr langsame Abgleiten des Fußes zurück auf die weiche Fußrolle verwandelt den Übergang vom Gehaltenwerden zurück zur »Selbsthaltung«, vorsichtig und behutsam. Diese Körpererfahrung kann für einige Klientinnen ein beobachtendes Moment sein, dass ein Gehaltenwerden keine Gefahr sein oder Abwehr auslösen muss, wenn »danach« wieder die Selbsthaltung angenehm ist.
12. Es folgt eine Ausstreichung des ganzen Beins (Abb. 6-6, e) und es folgt der Positionswechsel der Therapeutin in einen seitlichen stehenden Standort an der Massagebank.
    Bedeutung: Dieser Integrationsgriff dient dazu, die einzelnen massierten Körperbereiche wieder in die Gesamtheit des Beins zu integrieren. Diese Integration ist notwendig, um den Vergleich vom massierten zum nicht massierten Bein spürbar zu machen und die Unversehrtheit neurobiologisch zu bestätigen.

Integrationssequenzen

Es folgen Ausstreichungen der ganzen Körperhälfte, wobei während dieser Ausstreichungen mit einer Hand (»Außenhand«) das Vliestuch auf dem Rücken aufgedeckt wird. Beide Hände gleiten wieder zurück (Flanke/Rückenhälfte) zur Fußsohle (Abb. 6-6, f und g).

Bedeutung: Die Integration der ganzen Körperhälfte und die danach folgenden Ausstreichungen verbinden die nicht massierten Körperbereiche mit den bereits massierten. Sie sind auch als Vorbote für die folgenden Berührungen zu verstehen.

V = Verflechtung: Es folgt die letzte Ausstreichung, die sehr langsam ausgeführt wird bis hoch zur Schulter, über den Arm und die Hand.

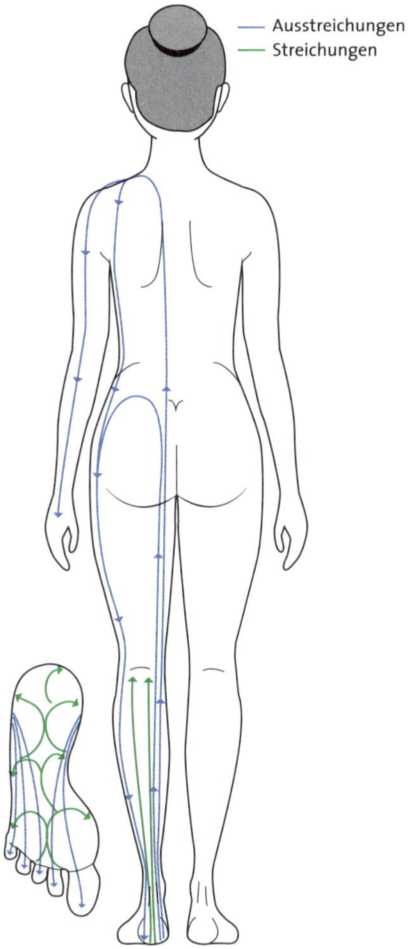

Abb. 6-6: Beinmassage Körperrückseite: a Trennung Zwillingsmuskel; b Streichung Zehen; c Streichung Fußsohle; d Ausstreichung Unterschenkel; e Ausstreichung Bein; f Ausstreichung Körperhälfte; g Ausstreichung Fußsohle bis zur Hand.

6.6 Rückenmassage

Die Rückenmassage beginnt nach der Massage beider rückwärtiger Beine.

Technik: Streichungen (Effleuragen), mittel- bis kräftige Knetungen (Petrissagen). Die Massagetechnik beginnt mit einer Ausstreichung des gesamten Rückens. Danach wird der Rücken zunächst auf der linken und dann auf der rechten Rückenhälfte massiert und dann wieder als gesamter Rücken zusammengeführt.

Muskulatur: M. trapezius, M. latissimus dorsi, M. obliquus externus abdominis, M. deltoideus, M. teres major.

Körperordnung: Ganzer Rücken, rechte Rückenhälfte, linke Rückenhälfte.

Psychologische Bedeutung: Der Rücken gehört zu den abgewandten und stark belasteten Körperzonen. In der heutigen Zeit leiden sehr viele Menschen an verschiedenen Rückenleiden. Der Bedarf an orthopädischer Versorgung und physiotherapeutischen Behandlungen zeigt in den letzten Jahren einen rasanten Anstieg. Das Leiden des Rückens wird als kollektive Erkrankung der gesellschaftlichen Arbeits- und Lebensform erlebt.

Emotionale Botschaft: Den Rücken psychoaktiv zu massieren, erfordert eine besondere sensible Herangehensweise, die dem »Makel« des Rückens keine Kontur schenkt, sondern seine Gesamtheit als weich, entspannt, beweglich und schmerzfrei widerspiegelt. Zudem muss an der verspannten Muskulatur der natürliche »Berührungshunger« nach kräftigerer Knetung gestillt werden. Der der eigenen Biografie entsprechenden, durch Muskelanspannungen aufgebauten Verpanzerung muss in der Psychoaktiven Massagearbeit ein sensibler, direkter Impuls angeboten werden.

Ziel: Die kräftigen Petrissagen, die im Wechsel mit wiederkehrenden C-taktilen Massageeinheiten stehen, lösen ein attraktives Körpererleben aus, welches oftmals als »überraschend« geschildert wird. Der »geplagte« Rücken vermittelt durch die Technik angenehme, tief entspannende Gefühle, die Erleichterung und ein tiefes Loslassen in der Haltemuskulatur ermöglichen.

Ausführung: Der Standort der Therapeutin ist seitlich an der Massagebank.

Der Rücken wird langsam bis zum Steißbein aufgedeckt. Eine Hand der Therapeutin legt sich in der 1-2-3-Regel sanft auf das Kreuzbein und vergewissert sich über die Kontaktqualität.

1. Das Öl wird mit einer sanften Ausstreichung direkt über die Wirbelsäule, vom Kreuzbein bis zum Nacken und zurück, aufgelegt (Abb. 6-7). Das Einölen des Rückens ist ein sinnliches Erleben auf dem oft angespannten und auch schmerzhaften Rücken.
   Es folgen die beiden Körperhälften des Rückens, die gegebenenfalls noch etwas Öl für die Massage brauchen. Das Einölen endet mit einer Streichung vom Nacken direkt auf der Wirbelsäule bis zum Kreuzbein.
2. Dann mit beiden Händen rechts und links der Wirbelsäule, vom Kreuzbein bis zum Nacken, lange Ausstreichungen (evtl. drei große Kreise) ausführen, die immer über die Schultern an den Flanken zurück zum Kreuzbein gehen. Das warme Öl im Verbund mit langen, sanften Ausstreichungen vermittelt ein Wohlgefühl. Die Gesamtheit des Rückens kann durch die präzise Einöltechnik unbeschwert wahrgenommen werden.
3. Die Massage beginnt auf dem Kreuzbein. Mit beiden Händen wird mehrmals eine schlanke und großzügige »Acht« massiert (Abb. 6-8, a).
   Bedeutung: Es wird eine liegende Acht auf dem Kreuzbein massiert, dabei wird diskret eine Bewegung des Beckens ausgelöst. Hier ist die meiste Haltekonditionierung. Ein leichtes Bewegen des Beckens entspannt auch die tiefere Muskulatur.
4. Es folgen im »Fächergriff« Streichungen der Flanke, beginnend von der Mitte der Wirbelsäule zur Flanke hin bis über die Schulter und zurück, im gleichmäßigen Wechsel und mit mäßigem Druck verschoben (Abb. 6-8, b).

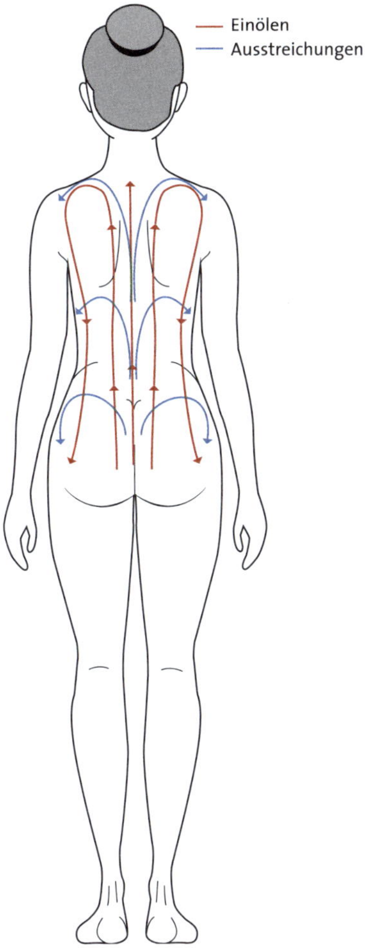

Abb. 6-7: Körpereinölung und Ausstreichungen des Rückens.

Bedeutung: Das von der Wirbelsäule zur Flanke hin ausgestrichene Gewebe entlastet die Wirbelsäule. Es ist auch der erste Berührungskontakt mit einer entlastenden Streichung des vielbelasteten M. trapezius. Zudem ist es eine Berührung auf der Flanke, die zu den intimen Körperbereichen gehört.

5. Es folgen »ziehende Streichungen«, beginnend unterhalb der Hüfte bis hoch zur Schulter (Abb. 6-8, c).
   Bedeutung: Beim Ziehen des Gewebes von der Flanke aus wird etwas Körpergewicht von der Massagebank aufgenommen. Erneut wird hier der M. trapezius entlastend aus seiner Haltung gezogen. Ein Gefühl der Leichtigkeit kann entstehen.
6. Kräftige Knetung des Gluteusrandes, unterhalb des Beckenrandes (Abb. 6-8, d).
   Bedeutung: Der Wechsel von langsamen streichenden Berührungen in eine kräftige Knetung des oberen Glutaeusrandes fördert das attraktive Berührungserlebnis

und entlastet die Klientin. Der stressverdauende Gesäßmuskel kann sich aus seiner stets angespannten Haltung entlasten.

7. Dehnende Streichungen des Rückenstreckers, dicht neben der Wirbelsäule, vom Kreuzbein bis zur Schulter (Abb. 6-9, a).
8. Dehnung des M. trapezius um das Schulterblatt herum (Abb. 6-9, b).

V = Verflechtung: »Zeltgriff« über das Schulterblatt.

9. Knetungen auf dem M. trapezius mit beiden Händen (Abb. 6-9, c).
   Bedeutung: Muskuläre, kräftige Massage zur Lockerung der Muskulatur und Sättigung des Berührungshungers auf spürbar feste Massage. Die Verflechtungen bilden wieder den Wechsel von kräftiger Berührung und beruhigender, sinnlicher Berührung.

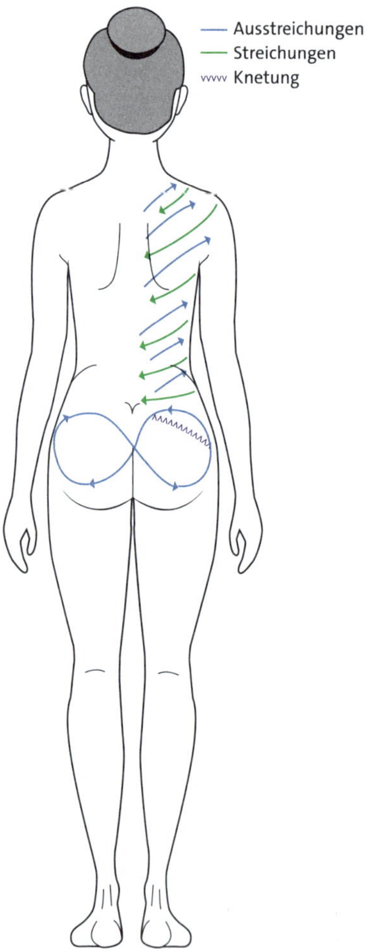

Abb. 6-8: Rückenmassage: a eine Acht auf dem Kreuzbein; b Fächergriff; c ziehende Streichung; d Knetung Glutaeusmuskel.

V = Verflechtung: Sanfte Streichung über die Schulter und Flanke bis zur Hüfte.

Positionswechsel der Massagetherapeutin
Standort der Therapeutin am Kopfende der Massagebank.

V = Verflechtung: Der Positionswechsel der Massagetherapeutin ist eine Verflechtung. Für den Positionswechsel mit dem Daumen, am Kreuzbein beginnend, den langen Rückenstrecker bis hoch zum M. trapezius dehnen. Dabei die »Außenhand« lösen, während die aktive Hand (»Innenhand«) den Massagegriff auf dem langen Rückenstrecker weiter ausführt. In Höhe der Schulter beginnt mit zwei Schritten der Positionswechsel zum Kopfende der Massagebank (→ Abb. 6-10).

Bedeutung: Der Positionswechsel gehört zur Massageabfolge. Die Choreografie der Bewegungsabläufe der Massagetherapeutin muss lautlos und ohne Störung für die

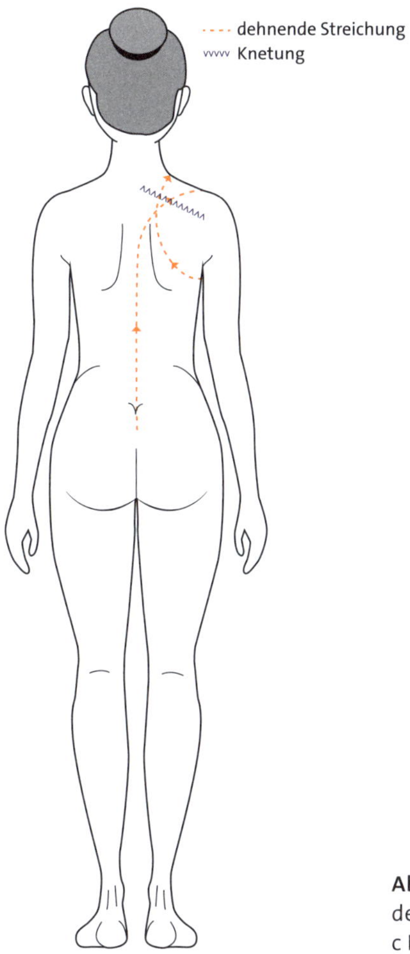

Abb. 6-9: Rückenmassage: a dehnende Streichung der Rückenmuskeln; b Dehnung des M. trapezius; c Knetung des M. trapezius.

Massagenehmerin erfolgen. Zudem ermöglicht der Positionswechsel einen weiteren spannungslösenden Massagegriff auf dem M. trapezius.

10. Es folgt eine »lange Acht« mit beiden Händen über die gesamte bereits massierte Rückenhälfte, von der Schulter bis zur Hüfte, mit Standortwechsel an die Seite der Massagebank (Abb. 6-10, a).
Bedeutung: Die »lange Acht« wird an der Kopfseite der Massagebank ausgeführt und dient als Ruheposition während des Positionswechsel.

V = Verflechtung: Positionswechsel für die Praktikerin. Standort der Therapeutin seitlich an der Massagebank.

11. Flankenausstreichung: Die ausstreichende Dehnung der Flanke beginnt an der Taille (Abb. 6-10, b). Mit beiden Händen von der Mitte ausgehend links und rechts, zur Hüfte und zur Schulter hin kräftig dehnend ausstreichen.
Bedeutung: Das Ausstreichen der Flanke öffnet die Taille und löst haltende Muskulatur. Wichtig ist, dass die Dehnung kräftig erfolgt und über den M. deltoideus hinaus geht. Das langsame, sanfte Zurücknehmen beider Hände bis zum Ausgangspunkt beruhigt wieder das Öffnen der Taille mit dem dazugehörigen Atemraum auf der immer zu beschützenden Flanke.
12. Es folgt eine Acht über dem Kreuzbein (Abb. 6-10, c). Das ist der Beginn der Massage auf der zweiten Rückenhälfte. Wiederholung der Griffe 1 bis 9. Danach folgt eine Gesamtausstreichung des Rückens.
Bedeutung: Das Zurückkehren an den Beginn der Massage auf dem Kreuzbein ist für den Inneren Beobachter eine »Erinnerung« an den Beginn der Massage. Eine Massage auf der zweiten Rückenhälfte wird jetzt ganz sicher von der Massagenehmerin »erwartet«.

Positionswechsel der Massagetherapeutin
Standort der Therapeutin am Kopfende der Massagebank.

V = Verflechtung: Am Ende dieser Massagesequenz folgt durch eine Verflechtung ein Standortwechsel. Die Praktikerin steht am Kopfende der Massagebank. Der Positionswechsel gehört zur Massageabfolge und wird durch eine bestimmte Bewegungschoreografie störungsfrei ausgeführt. Bei der Ausstreichung mit beiden Händen rechts und links der Wirbelsäule, in Höhe der Schulter, beginnt der Positionswechsel: Die Hände teilen sich, gleiten rechts und links über die Schultern der Klientin und beim Umlaufen der Bank parallel so aneinander vorbei, dass in der Endposition beide Daumen auf den Rückenstreckern liegen können.

Bedeutung: Bei der folgenden Massageabfolge 13 bis 17 geht es darum, die langen Rückenstrecker noch einmal tief zu berühren und zu dehnen. Damit der Massagegriff keine Endlos-Wiederholung erlebt, wird er zunächst in der ganzen Abfolge massiert und dann in kleinen Etappen. Dabei werden die besonders beanspruchten Muskelpartien gezielt gelockert. Erst dann kann auch eine diagonale Dehnung der Rückenplatte geschehen. Alle kräftigen Abfolgen werden von weichen und sanften (C-taktilen) Streichungen abgelöst, deren Geschwindigkeit sich verändert, je nach Beschaffenheit der Muskulatur und Entspannungsgrad der Massagenehmerin.

13. Mit beiden Daumen beginnt die Dehnung der langen Rückenstrecker rechts und links nahe der Wirbelsäule, an den Schultern beginnend bis zum Kreuzbein und an den Flanken (ohne Druck) zurück zu den Schultern (Abb. 6-11, a).
14. Wechselgriff: Erneute Ausstreichung, an den Schultern beginnend bis zum Kreuzbein. Von dort aus immer größer werdende Zirkelungen mit den Daumen auf den Rückenstreckern, beginnend am Kreuzbein bis hoch zu den Schultern (Abb. 6-11, b).

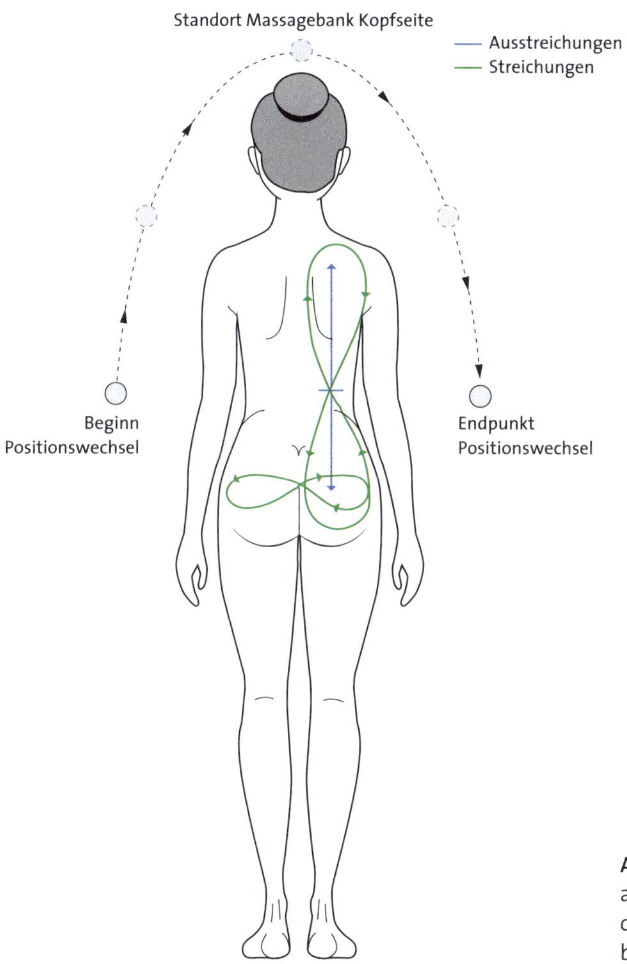

Abb. 6-10: Rückenmassage: a lange Acht; b Flankenausstreichung; c Acht auf dem Kreuzbein.

15. Daraus ergibt sich eine Diagonaldehnung von der Hüfte zur gegenüberliegenden Schulter im Wechsel. Dabei ist die Hand auf der Hüfte haltend und dehnend, während die andere Hand den M. trapezius kräftig ausstreicht (Abb. 6-11, c).
16. »Kreisacht« oder die »langen Achten«, hierbei in die eigene Körperbewegung gehen. Beim Rücklauf die Hüfte der Klientin umkreisend mitnehmen (Abb. 6-11, d).
17. »Spangengriff«: Ausstreichung des ganzen Rückens, wobei beim Zurückstreichen, von der Hüfte kommend, die Daumen für den Spangengriff auf dem M. trapezius nach oben (Richtung Kopf) gedreht werden (Abb. 6-11, e). Spangengriff im Wechsel auf dem M. trapezius ausführen, erst eine Seite, dann die nächste, dann diagonal.

V = Verflechtung: Es folgt ein ganzer Rückenausstrich, der über die Oberarme zurück über den Nacken langsam mit der 1-2-3-Regel den Kontakt auflöst.

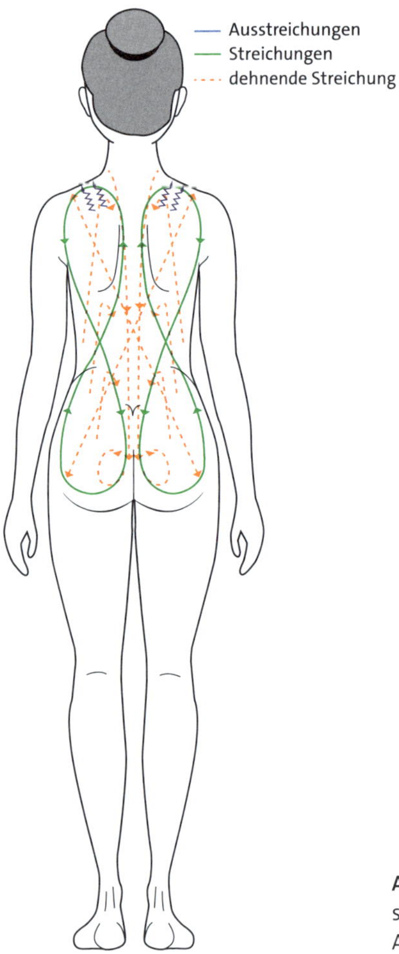

Abb. 6-11: Rückenmassage: a Dehnung Rückenstrecker; b Wechselgriff; c Diagonaldehnung; d lange Achten; e Spangengriff.

Bedeutung: Die letzte Ausstreichung über den gesamten Rücken dient der Integration. Sie wird allerdings sanft, liebevoll und zugewandt ausgeführt. Das Hinzufügen der Oberarme erweitert den Wahrnehmungsraum über den Rücken und lenkt von der anatomischen Begrenzung ab. Das langsame Herausgleiten aus dem Kontakt sollte unbedingt über den Nacken erfolgen. Eine Ausstreichung über die Haare sollte vermieden werden, da es unangenehme Gefühle hervorrufen kann – denn die Berührung am Kopf stellt eine Besonderheit dar (→ Kap. 8).

Der Körper wird wieder zugedeckt.

7 Massage der Körpervorderseite

Während einer Psychoaktiven Massagebehandlung, die auf der Körperrückseite beginnt, kann sich eine tiefe Entspannung und Hingabe entfalten. Das gewonnene Vertrauen und das Gefühl des Geborgen- und Beschütztseins muss auch durch den Positionswechsel der Klientin beibehalten werden. Der Positionswechsel der Klientin von der Bauch- in die Rückenlage ist ein sensibler Moment. Den Ablauf des »Umdreh-Procederes« finden Sie in Kapitel 7.3.

7.1 Emotionale Bedeutung der Körpervorderseite

Die »entblößte« und »ausgelieferte« Position in Rückenlage kann durchaus unangenehme Körpererfahrungen hervorholen. Die einfühlsame Zuwendung durch das Abdecken des Körpers sowie der Augen und die nach dem Umdrehen aufliegenden Hände auf den Schultern oberhalb des Vliestuchs ermöglichen der Klientin, sich an die neue Körperposition zu »gewöhnen« und dabei zu erleben, dass sie beschützt und geachtet ist. Die Körpervorderseite eröffnet das Puzzle sensibler Körperbereiche und zeigt in ihrer Gesamtheit das Wesen und die persönliche Lebenshaltung.

INTROJEKTE – ODER WAS DER VOLKSMUND SAGT

Auch die Körpervorderseite wird durch die Stimme des Volksmundes erklärt und psychosomatisch »diagnostiziert«:

- »Sie/er sieht aus wie …«
- »Sie/er sieht müde, erschöpft, alt, verbittert, jung aus.«
- »Sie/er ist zu dick, zu dünn, zu klein, zu lang, zu breit, zu schwach.«
- »In deinen Augen sehe ich …«
- »Sag es mir ins Gesicht.«
- »Du hältst die Luft an.«
- »Zieh die Brust, den Bauch ein.«
- »Steh gerade, reiß dich zusammen.«

7.2 Psychologische Bedeutung der Körpervorderseite

Unsere Körpervorderseite können wir von der Brust bis zu den Füßen selbst sehen. Ab dem oberen Brustbereich haben wir keine Sicht mehr auf unser Aussehen. Im Spiegel können wir die komplette Körpervorderseite sehen und jedes Detail ist erkennbar. Wir sehen im Spiegelbild unsere gesamte Statur und – je nach Pose – erhalten auch verschiedene Erscheinungsbilder.

7.2.1 Selbstbild

Meist können wir unsere Körpervorderseite nicht unvoreingenommen sehen. Vielleicht haben wir einmal eine Situation erlebt, in der wir erst nach ein paar Sekunden unsere Identität erkannten, beispielsweise auf einem Foto oder wenn wir uns in einem Spiegel sehen, den wir nicht erwartet haben. Diese An- und Einsichten sind meist nur einmalig, für einen Moment.

Wir beschreiben uns selbst in unserem Antlitz, ganz intim, ganz persönlich, ganz vertraut. Das, was wir sehen, sieht kaum ein anderer Mensch. Und das, was der andere Mensch sieht, sehen wir selbst kaum.

7.2.2 Fremdbild

Unsere Umwelt reflektiert unsere Existenz. In den Augen der anderen lassen sich viele Wahrnehmungen erkennen: ein wohlwollender Blick oder ein abfälliger Blick. Blicke, die uns treffen, sind Berührungen, die wir mit den Gegebenheiten abspeichern. Sie sind mit Gefühlen verbunden.

Je länger ein Leben währt, desto mehr Berührungen, auch durch Blicke, hat unsere Körpervorderseite abgespeichert. Unsere Wahrnehmung ist sogar so ausgeprägt, dass wir einen Blick auch dann spüren, wenn er uns auf der Körperrückseite trifft.

7.2.3 Dem Leben zugewandt

Unsere Körpervorderseite ist dem Leben *jetzt* zugewandt: Von einem Moment zum anderen stehen wir mit ihr im Leben, gehen mit ihr voraus und treffen auf eine zukünftige Zeit.

Diese Zukunft hat oft ein Ziel: einen Weg, den wir gehen, um an einen Ort zu kommen, eine Begegnung mit einem oder vielen anderen Menschen, eine Verabredung mit dem Bankberater, einen Termin beim Finanzamt, Arzt oder Chef. Wir gehen voraus in eine romantische Verabredung oder gehen auf unsere Kinder zu, die wir von der Schule oder der Kita abholen.

Die Körpervorderseite kann verschiedene Haltungen einnehmen, die wir für unseren täglichen Alltag brauchen. Sie kann sich einer sinnlich-erotischen Erfahrung hingeben, sie kann Arroganz und Unnahbarkeit ausstrahlen, sie kann hart und steif werden, sie kann das Herz schützen oder mithilfe der Arme das Herz anbieten. Eine Vielzahl von Haltungen lebt in unserer Körpervorderseite, mit der wir wortlos – und dennoch in einer umfangreichen Sprache – der Welt begegnen, uns in ihr ausdrücken und verständigen.

7.2.4 Wahrnehmung durch Berührung

Werden wir auf unserer Körpervorderseite berührt, ist der Körperbereich dafür viel sensibler ausgerichtet als die Körperrückseite. Jede Berührung kann zu einer intimen Berührung werden, kann ein geschütztes Herz bedrohen und auch alle seelischen Verletzungen, die wir unter der Haut tragen, in das Bewusstsein hervorschieben.

Berühre ich einen Bauch, bin ich *mittendrin*. Ist es der Rand des Beckens nahe der Hüfte, kann diese Berührung schon die *Sinne* anregen. Sind es die Füße, ist die Berührung noch *weit weg*. Am Oberschenkel kann es *unruhig* oder *erotisierend* sein. Am Brustbein ist die Berührung nahe der *Seele*, am Schlüsselbein ist *Vorsicht* geboten. Der Arm ist *Halt* und *Handlung*, die Hand das *Nehmen* und *Geben*, der Kopf das *Loslassen* und *Halten*.

Und so geht die Geschichte der Wahrnehmung unserer Körpervorderseite vielschichtig weiter. Jeder Mensch hat seine individuelle Vorstellung, welche Berührungen angenehm oder unangenehm sein können.

7.3 Positionswechsel für die Klientin

Nach der Massage auf der Körperrückseite wird der Positionswechsel für die Klientin eingeleitet. Dabei dreht sie sich selbstständig vom Bauch auf den Rücken in eine neue Liegeposition. Hier ermöglicht die Propriozeption, dass die Klientin sich nach dem Umdrehen gerade auf die Massagebank legt und nicht z. B. diagonal. Die Propriozeption wird durch bestimmte Rezeptoren in Muskeln, Gelenken und Sehnen durch den permanenten Informationsfluss zwischen diesen Rezeptoren und dem Gehirn ermöglicht (→ Kap. 2.3). Die Klientin kann damit die Lage des Körpers erkennen und anpassen. Bei einigen Klientinnen kann es vorkommen, dass die Lage des Körpers nicht optimal an der Massagebank ausgerichtet ist. Wie in Kapitel 5.5 beschrieben, wird keine Körperkorrektur vorgenommen, damit bei der Klientin nicht das Gefühl aufkommt, sie wäre »falsch« oder »habe sich nicht richtig hingelegt«.

Der Positionswechsel kann für die Klientin einen großen Energieaufwand bedeuten. Wie hoch er ist, das hängt von der Größe und dem Gewicht sowie der psychischen Befindlichkeit ab. Ist der Körper schwer und befindet sich die Klientin derzeit in einer angespannten, erschöpften oder depressiven Stimmung oder ist sie durch die rückwärtige Massage sehr in ihre Erlebenswelt eingetaucht, wird das Umdrehen mehr Energie abverlangen. Der Positionswechsel muss daher so ausgeführt werden, dass er nicht zusätzliche Aufmerksamkeit von der Klientin verlangt. Zu vermeiden ist deshalb zusätzliche Unruhe oder Hektik, beispielsweise durch nicht geordnete Handlungsabläufe der Therapeutin.

Ausführung:

1. Die Rolle entfernen, dabei das Vliestuch bis zu den Waden aufdecken. Mit einem Arm unter die Beine gleiten und die Füße hochnehmen. Rolle entfernen, die Beine wieder sanft ablegen. Den Körper wieder komplett mit dem Vliestuch abdecken.
2. Das Vliestuch langsam vom Körper wegnehmen und so hochhalten, dass die Klientin sich geschützt umdrehen kann. Das Vliestuch immer von der Seite hochnehmen, an welcher die Therapeutin steht. Der »Innere Beobachter« wird ein Signal senden, wenn plötzlich auf der anderen Seite der Massagebank das Tuch hochgenommen wird. Zudem wäre ein Hinüberbeugen über die Klientin ein Eingriff in die bereits erlebte innere Landschaft und ist unbedingt zu vermeiden!
3. Nach dem Umdrehen die Klientin sofort wieder langsam mit dem Vliestuch zudecken. Korrekturen des Abdecktuchs zunächst am Hals und an der Schulter vornehmen. Dabei darauf achten, dass die Schilddrüse nicht abgedeckt wird. Dann das Vliestuch am restlichen Körper ausrichten.
4. Das Vliestuch bis zu den Knien aufschlagen, die Fußrolle unterlegen, wieder abdecken.
5. Kopfstütze entfernen.
6. Unbedingt im Sitzen ein vorsichtiges Ausstreichen des Nackens mit leichter Dehnung der Nackenmuskulatur vornehmen, um zu signalisieren, dass als Nächstes eine Aktion am Kopf passiert.
7. Lichtschutz auf die Augen legen.
8. Beide Hände sanft über das Vliestuch auf die Schultern legen.

Bedeutung: Der Positionswechsel kann Unruhe hervorrufen und die Klientin für einen Moment aus der Innenschau herausnehmen. Die für die Klientin benötigte Muskelarbeit und notwendige Energie können die Wahrnehmung aus dem inneren Erleben wieder in das Erleben in die Außenwelt werfen. Es ist deshalb sehr wichtig, einen präzisen Ablauf vorzunehmen, der möglichst ruhig, geräuschlos und behutsam ausgeführt wird.

Bedeutsam ist auch das Aufdecken des Körpers. Die Haut erlebt einen Temperaturunterschied und der Innere Beobachter registriert eine schutzlose Nacktheit. Wir müssen daher ein besonderes Augenmerk auf den Schutz der Intimität legen. Jeder Blick seitens der Therapeutin auf die Nacktheit der Klientin ist gebündelte Energie, welche die Hautrezeptoren registrieren. Deshalb ist der »Vorhang« – durch das Hochhalten des Abdecktuchs – ein geschützter Raum, in dem die Klientin erneut Sicherheit und Diskretion erfährt. Das Einhalten der beschriebenen Abfolge gewährleistet diesen notwendigen Schutz.

Nach dem Umdrehen und dem erneuten Abdecken des ganzen Körpers muss sich die Praktikerin auf einen Hocker setzen. Eine stehende Position am Kopfende wäre »erhaben« und kann auf die Klientin »herabschauend« wirken. Das Sitzen auf dem Hocker lässt den intimen Raum unberührt, die Therapeutin bleibt in der schützenden und unterstützenden Position. Die leichte Nackenausstreichung, mit der auch das längere Haar für die Nackenmassage passend drapiert wird, erfolgt in bequemer Position für die Therapeutin.

Für die Klientin ist die veränderte Körperposition ein weiterer Vertrauensvorschuss an die Therapeutin.

7.4 C-taktile Körpereinölung

Für die Körpervorderseite ist eine besondere Sensibilität erforderlich, mit der die Therapeutin der Klientin nach dem Positionswechsel erneut Sicherheit und Geborgenheit vermittelt. Das Einhalten der Abläufe beim und nach dem Positionswechsel ist sehr wichtig für das Wohlgefühl und die Bewahrung der Intimität der Klientin und muss unbedingt berücksichtigt werden.

Beim Massagesetting ist das Aufdecken des Vliestuchs auf der Körpervorderseite von der Frau zum Mann unterschiedlich. Bei der Frau ist darauf zu achten, dass die Brustspitzen abgedeckt bleiben.

Ausführung bei der Frau:

1. Das Vliestuch so legen, dass die Brustspitzen abgedeckt bleiben.
2. Dann beginnt mit einer einzigen Ausstreichung das Einölen der gesamten Körperhälfte. Die aktive (körpernahe) Hand der Therapeutin führt die Ausstreichung aus, während die andere Hand das warme Öl auf die Haut aufträgt. Das geschieht in einem Fluss, ohne Verzögerungen oder Richtungswechsel, ohne Veränderung von Druck oder Intensität (Abb. 7-1).
3. Das Einölen beginnt auf dem Fußspann über Schienbein, Kniescheibe, Oberschenkel, Hüfte, den Rippenbogen bis zum Sternum. Hier zeichnet die Innenhand einen kleinen Kreis und gleitet auf dem Rippenbogen langsam zur Flanke und dann zurück bis zum Fußspann.
4. Die zweite Linie wie zuvor beschrieben, jedoch in Kniehöhe die Innenhand drehen, auf der Flanke an der Brust vorbei bis hoch zur Schulter, dann den Arm und die Hand einölen.

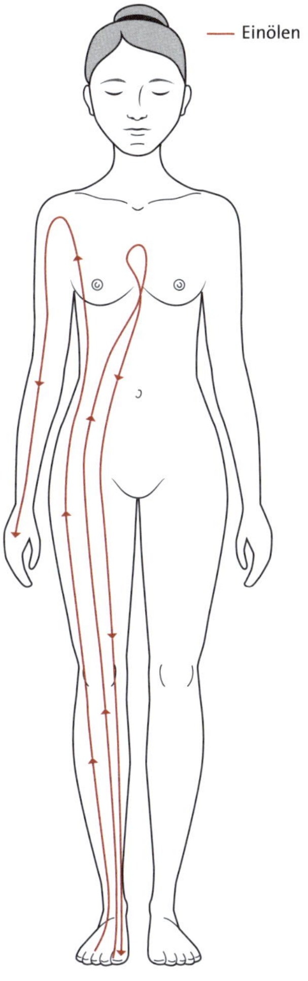

Abb. 7-1: Körpereinölung bei der Frau.

Ausführung beim Mann:

1. Das Einölen beginnt auf dem Fußspann über Schienbein, Kniescheibe, Oberschenkel, Hüfte, das Sternum und an der Flanke zurück zum Fußspann (Abb. 7-2).
2. Die zweite Linie wie zuvor beschrieben und mit Einbeziehung des Arms bis zur Hand.

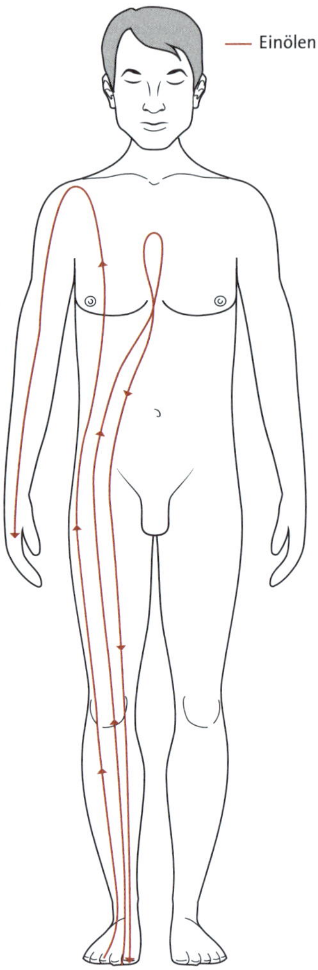

Abb. 7-2: Körpereinölung beim Mann.

7.5 C-taktile Ausstreichungssequenzen

Die Ausstreichungen erfolgen nach der Körpereinölung.

Die Ausstreichungen erfolgen langsam und mit beiden Händen über die gesamte Körperhälfte in einem Strich und einem Fluss. Der Druck variiert je nach Körperzone. Die Geschwindigkeit wechselt vom C-taktilen Rhythmus zum üblichen klassischen Massagerhythmus.

Ausführung bei der Frau:

1. Die Ausstreichung beginnt auf dem Fußspann und geht über Schienbein, Kniescheibe, Oberschenkel, Hüfte. Die aktive Hand (Innenhand) gleitet über den Rippenbogen bis zum Sternum, während die Außenhand das Tuch anhebt, damit die Innenhand auf dem M. pectoralis major zur Schulter streichen kann (Abb. 7-3). Die Außenhand legt das Tuch wieder auf die Brustspitze und kehrt dann zur Innenhand, die auf der Schulter ist, zurück. Beide Hände gleiten über den Arm bis zur Hand, wobei die Innenhand durch die Handinnenseite der Klientin gleitet.
2. Die zweite Ausstreichung wie zuvor, die Innenhand zeichnet jedoch auf dem Sternum einen kleinen Kreis und kehrt zurück, während die Außenhand zur Flanke gleitet. Danach gleiten beide Hände zurück zum Fußspann.

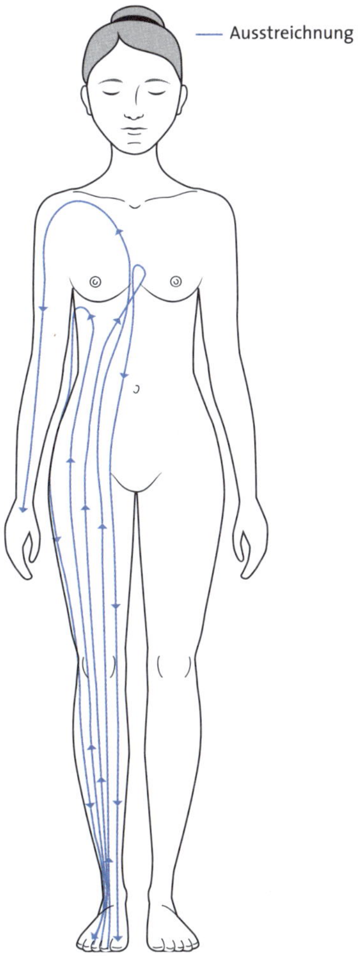

Abb. 7-3: Ausstreichungen bei der Frau.

Ausführung beim Mann:

1. Die Ausstreichung beginnt auf dem Fußspann und geht über Schienbein, Kniescheibe, Oberschenkel, Hüfte, über das Sternum zur Schulter, über den Arm bis zur Hand (Abb. 7-4).
2. Die zweite Ausstreichung wie zuvor, jedoch teilen sich die Hände beim Zurückstreichen: eine Hand über die Flanke, die andere über den Arm. Beide Hände finden sich auf Höhe der Knie wieder zusammen und streichen bis zum Fuß.

Emotionale Botschaft:

Die langsamen Streichungen, beginnend auf dem Fußspann über Bein, Flanke, Arm und Hand, vermitteln wie auf der Körperrückseite die Ganzheit sowie die Zugehörigkeit der einzelnen Körperteile wie auch der kompletten Körperhälfte. Durch die präzise Ausstreichungstechnik werden nicht nur liebevolle Berührungen vermittelt, sondern auch die absolute Vertrauensbasis zur Einhaltung der Intimität.

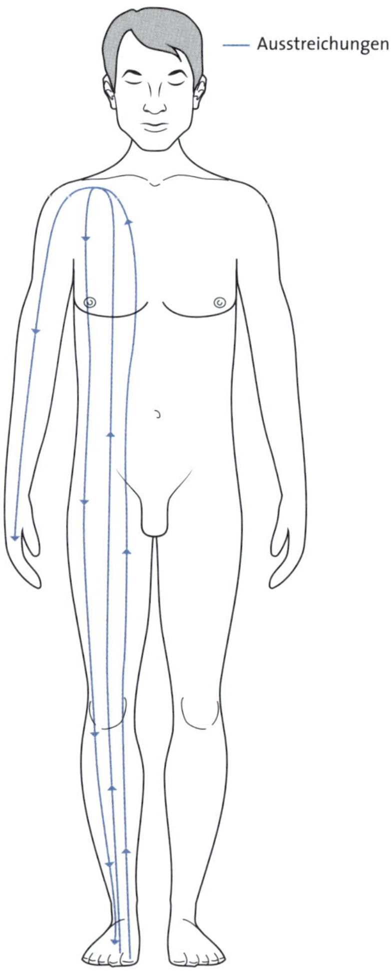

Abb. 7-4: Ausstreichungen beim Mann.

7.6 Beinmassage

Die Massagearbeit beginnt nach der Körpereinölung und den Ausstreichungssequenzen auf den Beinen.

Technik: Streichungen (Effleuragen), leichte bis kräftige Knetungen (Petrissagen). Die Massagetechnik beginnt mit einer gesamten Ausstreichung des Beins und wird dann in einzelne Segmente aufgeteilt und entsprechend der Körperordnung (→ Kap. 3.5) massiert.

Muskulatur: M. quadriceps femoris (M. rectus femoris, M. vastus medialis, M. vastus lateralis, M. vastus intermedius), M. sartorius, M. tibialis anterior, M. extensor digitorum longus, M. extensor hallucis longus, kurze Fußmuskeln des Fußrückens (M. extensor digitorum brevis, M. extensor hallucis brevis).

Körperordnung: Fuß, Verbindung Sprunggelenk, Unterschenkel, Verbindung Knie, Oberschenkel, Verbindung Hüfte, Becken, Verbindung zum Oberkörper.

Psychologische Bedeutung: Das Bein, verbunden mit dem Fuß, gehört zu den Körperbereichen, die dem Menschen das Stehen und Gehen ermöglichen. Der Kontakt zur Erde über den Fuß vermittelt die Sicherheit oder Unsicherheit des Bodens, auf dem er geht. Der Fuß kann sich dem sicheren Boden eher angleichen als einem unsicheren. Emotionale Erfahrungen und Haltungen aus dem bereits gegangenen Lebensweg spiegeln sich in der Form des Fußes wider. Die Sprunggelenke stellen die Verbindungen dar und transportieren mit dem anschließenden Unterschenkel diese Erlebnisse weiter bis zum Knie und Oberschenkel, bis zum Becken.

Emotionale Bedeutung: Das Erleben der Massageberührung auf dem vorderen Bein kann ein weiteres Herantasten an die persönliche Empfindung sein. Die Erwartung an die folgenden Berührungen an intimen und geschützten Körperbereichen, wie Flanke, Bauch und Brust, lässt den Inneren Beobachter besonders aufmerksam werden. Ist der Massageablauf bisher präsent und achtsam verlaufen, wird die innere Bereitschaft, sich auf ein weiteres, tieferes Berührt-Werden einzulassen, gefördert.

Ziel: Der immer wiederkehrende C-taktile-Rhythmus ermöglicht die Wahrnehmung dieser einzelnen Bereiche. Verflechtungen, die über die Gelenke ausgeführt werden, versinnbildlichen den Zusammenhang und werden bei der letzten gesamten Ausstreichung wieder als Integration erlebt. Dabei können auch die verschiedenen Beschaffenheiten und Berührungsbedürfnisse in ihrer Einzelheit gespürt werden. Diese Berührungsvarianten ergeben ein lebendiges Bild, gestalten die Massageberührung attraktiv und verhindern das Gewohnheitsprinzip.

Ausführung: Standort der Therapeutin seitlich an der Massagebank.

1. Gesamtausstreichung des Beins, vom Fußspann bis zum Beckenrand (Abb. 7-5, a).
   Bedeutung: Die Gesamtausstreichung erfüllt die spürbare Gesamtheit des Beins. Der Körperordnung muss präzise gefolgt werden, damit neurobiologisch die Vollständigkeit des Beins überprüft und bestätigt wird.
2. Es folgen Streichungen um den Knöchel und leichte Dehnungen des Fußspanns (Abb. 7-5, b).

Bedeutung: Lockerung der Gelenke und des Fußgewölbes.

3. Schienbeinausstreichung von den Knöcheln bis über die Patella im Wechsel (Abb. 7-5, c).
   Bedeutung: Die Ausstreichung des Schienbeins kann überraschend sein, da das Schienbein in der Körperbewusstheit meist vernachlässigt wird. Das Hinzufügen der Patella kann ein ganz neues Körpergefühl auslösen, da die Patella ebenfalls zu den Körperbereichen gehört, die selten bis niemals berührt werden.

V = Verflechtung auf der Kniescheibe als Verbindung vom Unter- zum Oberschenkel.

4. Ausstreichung der Oberschenkel (Abb. 7-5, d). Nach der Verflechtung auf der Patella mit beiden Händen die Oberschenkelmuskulatur kräftig Richtung Becken im Wechsel ausstreichen. Dabei mit den Handkanten arbeiten.

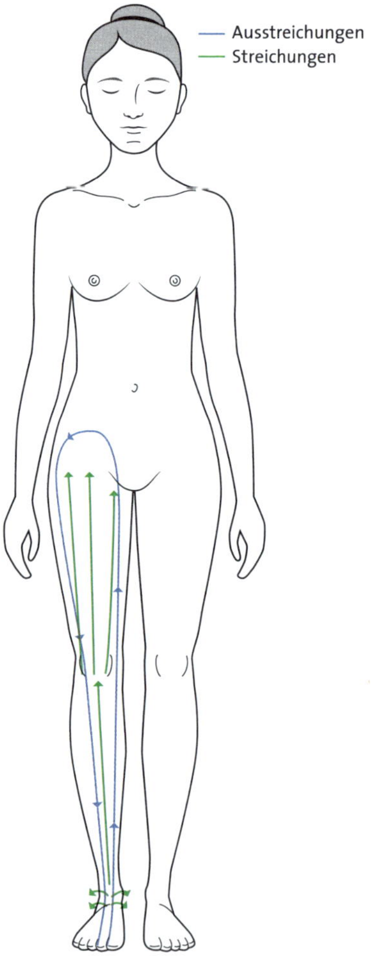

Abb. 7-5: Beinmassage: a Ausstreichung Bein; b Ausstreichung Knöchel; c Ausstreichung Schienbein mit Patella; d Ausstreichung Oberschenkel.

Bedeutung: Muskuläre Massagearbeit auf dem M. quadriceps femoris, einem wichtigen Muskel, der das Vorangehen angibt.

5. Herausarbeiten des M. quadriceps femoris (Abb. 7-6, a).
   Bedeutung: Muskuläre Massagearbeit auf dem M. quadriceps femoris, einem wichtigen Muskel, der das Vorangehen angibt.

V = Verflechtung: Ausstreichung zurück zum Fußspann.
Bedeutung: Die Ausstreichung in der C-taktilen Geschwindigkeit beruhigt und fördert die Entspannung nach der muskulären tiefen Massage.

6. Es folgt das Anheben des Unterschenkels. Mit beiden Händen unter die Ferse gleiten und das Bein auf der Rückseite bis zur Kniekehle ausstreichen (Abb. 7-6, b).

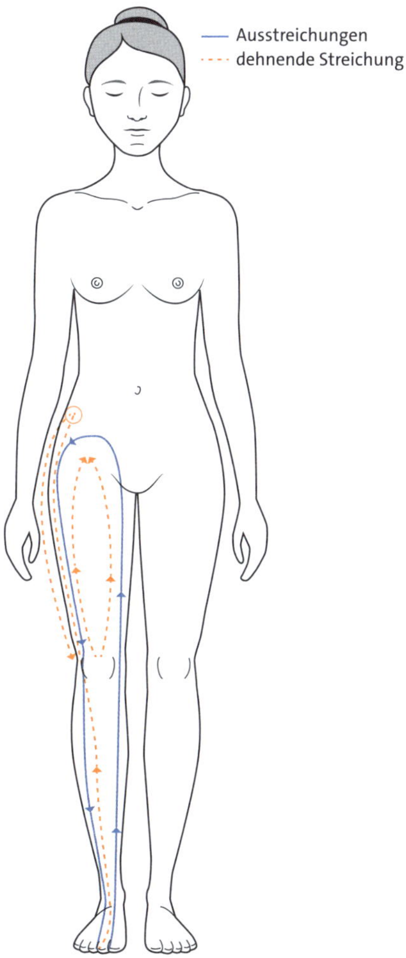

Abb. 7-6: Beinmassage Körpervorderseite: a Herausarbeiten des M. quadriceps femoris; b Anheben des Unterschenkels, mit beiden Händen unter die Ferse gleiten und das Bein auf der Rückseite bis zur Kniekehle ausstreichen; c Dehnung des »Generalstreifens« (Tractus iliotibialis); d Integrations-Ausstreichung über das ganze Bein.

Bedeutung: Das leichte Untergleiten von der Ferse bis zum Knie lässt das Bein aus der Liegehaltung abheben. Dieser Massagegriff gehört zu den Haltegriffen und dient der Therapeutin unter anderem dazu, den Entspannungsgrad der Klientin einzuschätzen. Das Bein fällt ein wenig nach außen, wenn es entspannt ist.

7. Dehnung des »Generalstreifens« (Tractus iliotibialis) (Abb. 7-6, c). Die Innenhand liegt ruhend und ohne Druck (beruhigend/passiv) in Höhe der Hüfte auf dem unteren Bauchrand, während die Außenhand mit flacher Hand den Generalstreifen bis zu seinem Ansatz (am lateralen Tibiakopf) vorsichtig dehnt und ab dort langsam nach unten zum Fuß ausgleitet (zweite Hand kommt hinzu).

   Bedeutung: Die Dehnung gehört zu den Massagegriffen, die zum einen ein entspanntes Bein, das durch den Massagegriff zuvor etwas nach außen gefallen ist, wieder in eine gerade Position bringt. Zum anderen ist das Erleben der etwas schmerzhaften Faszie ein neuer Körperimpuls und gestaltet die Massage aufgrund dieser verschiedenen Eindrücke abwechslungsreich.
8. Es folgt eine Integrations-Ausstreichung über das ganze Bein, vom Fußspann bis zum Becken und zurück zum Fußspann (Abb. 7-6, d).

7.7 Flankenmassage

Die Flankenmassage beginnt mit einer Verflechtung nach der Beinmassage.

Technik: Ineinanderfließende Streichungen.

Muskulatur: M. obliquus externus abdominis.

Körperordnung: Taille, Verbindung von Ober- und Unterkörper.

Psychologische Bedeutung: Die Flanke gehört zu den intimen Körperbereichen. Sie wird selten bis gar nicht berührt. Der untere Teil ist die Bauchflanke, der obere die Brustflanke. Beide Bereiche können durch Gewalteinwirkung die inneren Organe lebensbedrohlich verletzen und werden vom Arm geschützt. Selten spricht der Mensch im alltäglichen Kontext mit weit ausgebreiteten Armen. Berührungen an der Flanke erneuern die Schutzbedürftigkeit und erhöhen das Vertrauen durch die achtsame Massage.

Emotionale Botschaft: Das Massieren der Bauchflanke ist ein sehr intimer Moment. Die geschützte Körperregion wird von »jemand anderem« berührt, was nur erlaubt wird, wenn Vertrauen vorliegt.

Ziel: Fließende, ineinandergewobene Massageberührungen, mit leichter Öffnung und Dehnung der Taille in Richtung Becken und Brust. Die Intention dieser Massageeinheit soll die geschützte Körperpartie Flanke mit aufnehmen und in alle Richtungen dehnen.

Die Flankenmassage gehört zu den Verflechtungen und verbindet Ober- und Unterkörper.

Bei der Flankenöffnung auf der zweiten Körperseite ist die Flankenmassage weiterhin als Verflechtung zu nutzen, um die Umarmung (→ Kap. 7.8) auszuführen.

Ausführung: Die führende Innenhand bildet einen Kreis (halbe Acht) von der Mitte des Körpers zum Rippenbogen hin. Dann in Taillenhöhe ein Handwechsel. Die nächste halbe Acht auf dem Beckenknochen ausführen. Dann im Wechsel der Hände das »Fenster« der Flanke öffnen. Jede Hand macht eine halbe Acht.

7.8 Umarmung nach der Flankenmassage

Die Umarmung erfolgt nach der Massage an der zweiten Körperhälfte, nach der Flankenausstreichung und vor der Armmassage.

Technik: Die Verflechtung von der Flankenmassage bis zur Umarmung ist eine leichte, ziehende Streichung von der Hüfte bis über die Flanke, an der Brust vorbei bis zur Schulter und dann zum Einstieg in den Nacken. Die Umarmung selbst wird *sehr langsam* ausgeführt. Der Nacken muss auf einem entspannten Arm ruhen. Die Dauer beträgt ca. 30 Sekunden bis zu einer Minute. Eine längere Umarmung bis zu fünf Minuten sollte durch die Therapeutin in einer sitzenden Position ausgeführt und bei Klientinnen angewandt werden, die sich in einer mittleren bis schweren psychischen Belastungsphase oder in einer Depression befinden.

Das Lösen der Umarmung erfolgt sehr langsam und sollte in der interozeptiven Geschwindigkeit erfolgen, damit ein Erkennen, Verwerten und Abspeichern dieser Berührung möglich ist.

Körperordnung: Schulter, Nacken. Hier ist der Körperbereich, der den Körper mit dem Kopf verbindet. Diese erste Berührung, die den Zusammenhang dieser Bereiche spürbar macht, ist in der Psychoaktiven Massage meist ein tiefgehendes berührendes Erlebnis.

Psychologische Bedeutung: Die Umarmung gehört zu den Königsdisziplinen der PAM GMK® und zur standardisierten Ausführungsmethode. Dennoch muss die Therapeutin entscheiden, ob die Klientin bei der ersten Massagebehandlung bereit ist, diese emotionale, körperlich sehr nahe Erfahrung zu erleben. In einigen Fällen kann dieses Berührungserlebnis erst bei der zweiten oder dritten Massagebehandlung erfolgen. Die Umarmung in der Massage ist bei der ersten Behandlung ein überraschendes Moment. Diese Berührung wird in einer Massage nicht erwartet und kann tiefe emotionale Bewegungen auslösen. Jeder Mensch sehnt sich nach Geborgenheit und dem Angenommensein, so wie er ist. Die Umarmung in der PAM GMK® kann eine Antwort auf diese Sehnsucht sein.

Emotionale Botschaft: Die langsame und für die Klientin nachvollziehbare Umarmung vermittelt Geborgenheit, Anerkennung, Zugehörigkeit, Wertschätzung, Nähe und Zuversicht. Oft erfolgt ein tiefer Atemzug, wenn die Umarmung zugelassen wird.

Ziel: Das innere System braucht etwas Zeit, um diese Berührung in den Körperzellen aufzunehmen, da sie nicht in einem erwarteten Kontext stattfindet. Die Umarmung nach einer fast 50-minütigen Psychoaktiven Massage ist eine starke emotionale Intervention, die in die inneren Erlebnisse der Klientin hineingewoben werden soll.

Ausführung:
V =Verflechtung zur Umarmung.

1. Beide Hände aus der Flankenmassage lösen und zusammen bis zum Knie führen, dort die Außenhand als führende Hand nehmen, die Innenhand liegt auf der der Außenhand. Dann an der Flanke an der Brust vorbei bis auf die Schulter ausstreichen. An der Schulter übernimmt die Innenhand die Führung, die Außenhand bleibt ruhig auf der Armkugel liegen (Abb. 7-7, a).
2. Die Außenhand schiebt sich sanft unter den Nacken, bis die Hand die Schulter erreicht. Dort wird die Hand sanft aufgelegt, ohne dass der Arm sich anspannt. Der Arm, der umarmt, **muss locker sein**. Es ist darauf zu achten, dass die Massagetherapeutin ihren Kopf abwendet, damit ihr eigener Atem den Erlebnisraum der Klientin nicht beeinträchtigt (Abb. 7-7, b).

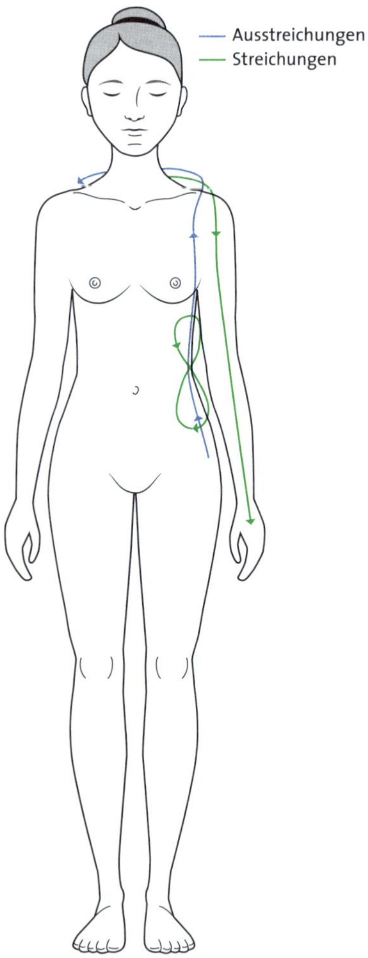

Abb. 7-7: Flankenmassage und Umarmung: a Flankenmassage; b Umarmung; c Lösen der Umarmung mit Armausstreichung.

3. Dann die Außenhand **ohne Anspannung** unter dem Nacken wieder hervorziehen. Zurücknehmen. Beide Hände auf der zugewandten Schulter zusammenbringen: Es folgt ein Armausstrich bis zur Hand (Abb. 7-7, c).

Bedeutung: Das Aufnehmen der Umarmung braucht Energie, da es im System neu angelegt wird und die Umarmung in einem fremden Kontext stattfindet. Die Umarmung kann ein tief beeindruckendes Erleben bewirken, da die vorausgegangenen Massageberührungen die inneren Gefühlslandschaften der Klientin bereits weit geöffnet haben können. Die in sich ruhende Umarmung, welche die Klientin in einer passiven Rolle erlebt, kann die Vertrauensbeziehung zur Therapeutin erheblich vertiefen. Es ist deshalb gut darauf zu achten, dass das Lösen der Umarmung sehr langsam geschieht. Die Klientin muss unter allen Umständen das Lösen nachvollziehen können.

7.9 Arm- und Handmassage

Die Armmassage beginnt mit einer Verflechtung von der Flankenmassage oder nach der Umarmung.

Technik: Streichungen (Effleuragen), leichte Knetungen (Petrissagen). Die Massagetechnik beginnt mit einer gesamten Ausstreichung des Arms, wird dann in einzelne Segmente aufgeteilt und entsprechend der Körperordnung massiert.

Muskulatur: M. deltoideus, M. biceps brachii, M. triceps brachii, M. anconeus, M. brachialis, oberflächliche Unterarmmuskulatur (M. pronator teres, M. flexor digitorum superficialis, M. flexor carpi radialis, M. flexor carpi ulnaris, M. palmaris longus, M. brachioradialis, Mm. extensor carpi radialis longus und brevis, M. extensor digitorum, M. extensor digiti minimi, M. extensor carpi ulnaris), Handmuskeln: Thenar- und Hypothenarmuskulatur, Mittelhandmuskulatur.

Körperordnung: Schulter, Oberarm, Ellenbeuge, Unterarm, Handgelenk, Handrücken, Finger, Handteller.

Psychologische Bedeutung: Der Arm und die Hand gehören zu den Körperteilen, die unter anderem halten, tragen, stemmen, versorgen und Gefühle vermitteln. Der Arm mit der Hand gibt Gesten, Zeichen und je nach Haltung vermittelt er Stärke oder Schwäche der Persönlichkeit. In der Psychoaktiven Massagearbeit werden die Massageabfolgen dieser außerordentlichen Fähigkeit gerecht: Leichte Dehnungen, Streichungen, Aktivierung von CT-»Feldern« in der Ellenbeuge, stärkere Dehnungen am Unterarm, Öffnen des Handgelenks mit dem Handrücken, einzelne Fingerziehungen aus den Fingergelenken sind die Abfolgen, die den Arm und die Hand in ihrer Bewegungsvielfalt unterstützen. Das Öffnen der Hand adaptiert sich an ein uraltes Körpergefühl des würdevollen Nehmens.

Ausführung: Standort der Therapeutin seitlich am Fußende der Massagebank.

1. Ausstreichungen über den gesamten Arm (Abb. 7-8, a).
   Bedeutung: Gesamtheit des Arms mit der Hand.
2. Leichte Oberarmknetung (Abb. 7-8, b).
   Bedeutung: Muskuläre Massage zur Lockerung der Muskulatur.

V = Verflechtung: Ellenbeuge sanft massieren.

Bedeutung: Stimulation der C-taktilen Nervenfelder in der Ellenbeuge. Die Ellenbeuge wird oftmals mit Eingriffen, wie beispielsweise Blutabnahmen, verbunden. An dieser Stelle wird ein neuer Berührungsimpuls gesetzt.

V = Verflechtung: Ausstreichung des gesamten Arms, dabei beim Zurückgehen kurz vor der Ellenbeuge mit der Innenhand den Arm in die Hand nehmen. Die Außenhand hält und stützt den Arm am Handgelenk.

Bedeutung: Ausstreichung für die Stimulation der C-taktilen Nervenfasern und als Verflechtung für die Unterarmmassage.

3. Ausstreichungen des Unterarms (Innenseite) mit breitflächigem Daumen der Außenhand. Dann ein Wechsel: Die Innenhand massiert nun die Außenseite des Arms mit breitflächigem Daumen (Abb. 7-8, c).
   Bedeutung: Muskuläre Massage zur Lockerung der Unterarmmuskeln, die oft durch die Arbeit mit den Händen und Fingern sehr beansprucht sind.
4. Den Handrücken aus der Mitte mit den Handballen nach außen dehnen (Abb. 7-9, a).
   Bedeutung: Der Handrücken ist dem Leben immer zugewandt und der Außenwelt ausgeliefert. Wie das Gesicht sind die Handrücken die beiden Körperbereiche, in denen das gelebte Leben sichtbar ist. Liebevolle Berührungen wertschätzen die »getane Arbeit«.
5. Jeden einzelnen Finger aus dem Gelenk herausziehen (Abb. 7-9, b). Den Zug beibehalten bis zur Fingerbeere. Das Ausklingen auf der Beere ist eine sanftere Berührung. Den Finger absenken lassen. Erst dann den nächsten Finger massieren.
   Bedeutung: Die Massage der Finger muss präzise pro Finger ausgeführt werden, damit der Abgleich im Gehirn vollständig sein kann. Zudem hat jeder Finger eine »eigene Energie«: Beispielsweise hat der Zeigefinder aufgrund seiner Funktion, »auf etwas zu zeigen«, mehr Energie als der Ringfinger.
6. Die Hand der Klientin in beide Hände nehmen (Sandwich) und vorsichtig den Arm drehen, sodass die Handfläche der Klientin geöffnet ist. Dabei ist zu beachten, dass der Arm von der Flanke sich etwas löst, damit die Position bequem bleibt. Dann die Handinnenfläche ausmassieren (Abb. 7-10).
   Bedeutung: Das Drehen der Hand, sodass die Handfläche nach oben zeigt, gehört im Alltag eher zu den Bewegungen, die dazu dienen, etwas zu nehmen, abzulegen oder zu richten. In der Massageposition ist die Hand offen, geweitet und gedehnt. Der entspannte Arm mit der offenen Hand ist eine emotionale Körperhaltung.

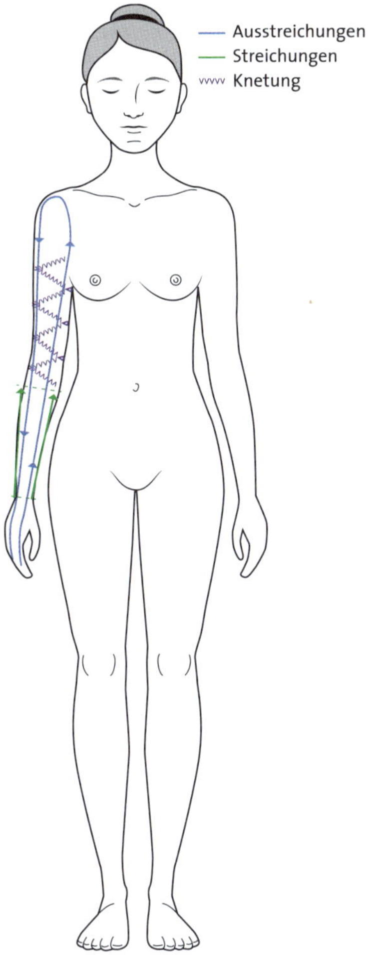

Abb. 7-8: Armmassage: a Gesamtausstreichung; b Knetung Oberarm; c Verflechtung Ellenbeuge, Ausstreichung Unterarm.

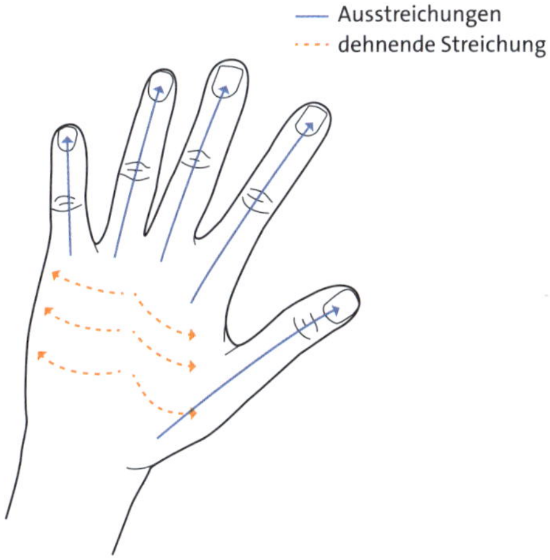

Abb. 7-9 Massage Handrücken: a Handrücken dehnen; b Finger ausstreichen.

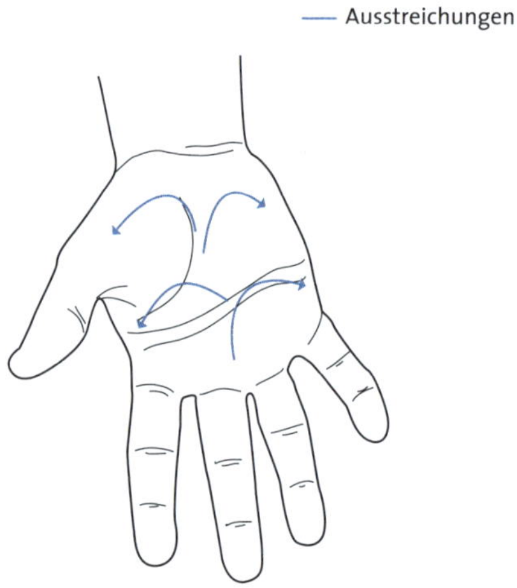

Abb. 7-10: Massage Handinnenfläche ausstreichen.

7. Danach die Hand der Klientin in die eigene nehmen, dabei den Daumen zwischen Daumen und Finger der Klientin legen und den Arm langsam wieder in seine Ursprungslage drehen. Die abschließende Ausstreichung mit der Außenhand vornehmen. Die Innenhand hält währenddessen weiter die Hand der Klientin. Dann ein langsames Herausgleiten, wobei die Außenhand über die Außenkante der Hand und die Innenhand aus der Handinnenfläche gleitet.
   Bedeutung: Die Hand der Klientin »fällt« in die Hand der Praktikerin und wird dort gehalten. Währenddessen streicht die andere Hand den Arm aus und positioniert ihn wieder in eine bequeme Haltung. Die Ausstreichung erfolgt mit der Außenhand und gleitet an der Außenkante der Hand heraus. Hierbei kann der eventuell fallende Arm gehalten werden. Die Innenhand gleitet ebenfalls an der Innenseite der Hand heraus. Diese Technik lässt die Hand frei. Eine Ausstreichung über den Handrücken ist zu vermeiden, da diese Geste vermitteln kann, dass die Praktikerin die »Oberhand« behält.

7.10 Bauchmassage

Die Bauchmassage erfolgt nach der Massage von Arm und Hand. Bei der PAM GMK® arbeiten wir bei der Frau mit einem Brusttuch. Natürlich kann die Klientin gefragt werden, ob sie bei einer wiederholten Anwendung erneut ein Brusttuch möchte oder die Massage ohne Brusttuch erleben möchte, da in diesem Fall eine kleine Erweiterung der Bauchmassage möglich wird.

Technik: Fließende, in Darmrichtung zeichneten Kreise, mit mäßigem Druck in die weichen Zonen des Bauchs. Beim Mann oder bei der Frau ohne Brusttuch verbindende

Ausstreichungen über das Sternum und leichte bis kräftige Dehnung des M. pectoralis major.

Muskulatur: M. obliquus externus abdominis, M. rectus abdominis, M. pectoralis major.

Körperordnung: Ober- und Unterbauch, Sternum, Brust.

Psychologische Bedeutung: Der Bauch ist die Mitte des Körpers und gehört zu den intimen und äußerst sensiblen Körperbereichen. In ihm können Körpererfahrungen abgespeichert sein, die beispielsweise mit Geburten oder Operationen an inneren Bauch- und Brustorganen einhergehen. Diese intuitive Körperzone zählt körpertherapeutisch zu den Wahrnehmungskörperzonen, wozu auch die Augen, die Hände, die Nase, die Ohren und vor allem die Haut selbst gehören.

Emotionale Botschaft: Der Druck der Bauchmassage ist ausschlaggebend, ob die Klientin die innere Schutzhaltung löst. Eine Orientierung kann die Entspanntheit der Bauchmuskulatur und der Atemrhythmus der Klientin sein. Wir gehen nur so tief in den Bauch, wie das Gewebe es auch zulässt. Bei der Bauchmassage kann ein Berührungshunger wahrgenommen werden, auf den mit einer etwas längeren Massage geantwortet werden kann. Massageberührungen sind klärend, nährend und aktivierend. Manchmal sind sie allerdings noch an Ereignisse, wie eine schwere Geburt, gebunden. Diese lösen sich manchmal durch einen tiefen Atemzug der Klientin und dem Loslassen gehaltener Muskulatur, manchmal auch unter Tränen.

Bei der Frau mit Brusttuch: Das Abdecktuch so weit aufschlagen, dass die Brustspitzen bedeckt bleiben. Dann ein schmales Handtuch auf die Brust auflegen. Nachfolgend das Abdecktuch unter dem Brusttuch langsam bis unter den Bauchnabel aufdecken.

Ausführung: Standort der Therapeutin seitlich an der Massagebank.

1. In die Hand etwas Öl geben und die Hand sanft auf den Solarplexus legen.
   Bedeutung: Der erste Kontakt direkt auf dem Bauch muss langsam erfolgen und sollte zunächst ein ruhender Kontakt sein.
2. Dann das Öl aus der Handinnenfläche mit einer Ausstreichung auf dem abgewandten Rippenbogen streichend ablegen, dann auf der Flanke einen Kreis vornehmen und unterhalb des Rippenbogens zurück auf den Solarplexus gleiten (Abb. 7-11, a). Nachfolgend auf dem Rippenbogen der zugewandten Körperseite zur Flanke gleiten und unterhalb des Rippenbogens wieder zum Solarplexus streichen.
   Bedeutung: Die schmale Acht auf und unterhalb des Rippenbogens ist eine langsame und diskrete Berührung oberhalb der Bauchregion. So kann die Klientin sich an die folgende Berührung des Bauches herantasten.
3. Den Ober- und Unterbauch dazunehmen und Öl auftragen. Das Öl wegstellen.
4. Beginn der klassischen Bauchmassage (im Uhrzeigersinn) (Abb. 7-11, b).
5. Danach mit beiden Händen von den Rippenbögen ausgehend über die Flanken (rechts und links) bis tief in den Rücken gleiten, den Körper beim Ausstreichen Richtung Hüfte etwas »hochnehmen« (Abb. 7-11, c).
   Bedeutung: Die Ausstreichung von der Flanke parallel beginnend über den Hüftrand ist eine sehr frühe Berührung und kann im Zellgedächtnis rekapituliert wer-

den, ohne dass die Klientin eine bewusste Erinnerung daran hat. Sie wird als überraschend und sehr angenehm wahrgenommen. Eine mögliche Verknüpfung ist hierbei die frühe Erinnerung an das Hochgenommenwerden als Säugling.

6. Nach der letzten Ausstreichung unterhalb des Bauchnabels mit der 1-2-3-Regel aus dem Kontakt gehen.
7. Körper komplett mit dem Vliestuch abdecken.

Ausführung bei Mann und Frau ohne Brusttuch:

1. In die Hand etwas Öl geben und die Hand sanft auf den Solarplexus legen.
2. Dann das Öl aus der Handinnenfläche mit einer Ausstreichung auf dem abgewandten Rippenbogen streichend ablegen, dann auf der Flanke einen Kreis nach rechts vornehmen und unterhalb des Rippenbogens zurück auf den Solarplexus gleiten

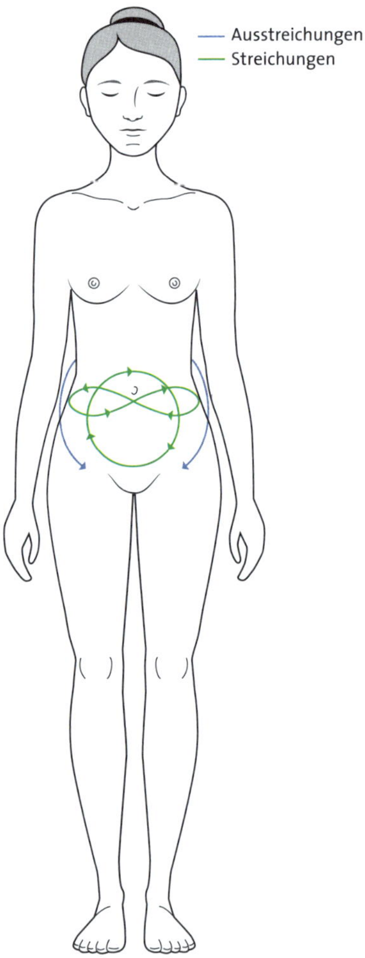

Abb. 7-11: Bauchmassage bei der Frau mit Brusttuch: a schmale Acht auf den Rippenbögen; b Bauchmassage; c Ausstreichung über die Flanke.

(Abb. 7-12, a). Auf dem Rippenbogen der zugewandten Körperseite zur Flanke gleiten und unterhalb des Rippenbogens wieder zum Solarplexus streichen.
3. Nachfolgend den Ober- und Unterbauch dazunehmen und Öl auftragen.
4. Über das Sternum auch den M. pectoralis major einölen, dabei immer den Unterbauch miteinbeziehen (Abb. 7-12, b).
   Bedeutung: Die Massage des Oberkörpers wird durch die Einbeziehung des Sternums und der Brust erweitert. Das Erleben der Berührung auf dem Herzbereich kann eine weitere emotionale Berührbarkeit hervorholen.
5. Beginn der klassischen Bauchmassage (im Uhrzeigersinn) (Abb. 7-12, c).
6. Dann wieder über das Sternum die Dehnung des M. pectoralis major einbeziehen, dabei einmal über das Sternum bis zum Unterbauch und einmal über die Flanke zurückgleiten (Abb. 7-12, b).

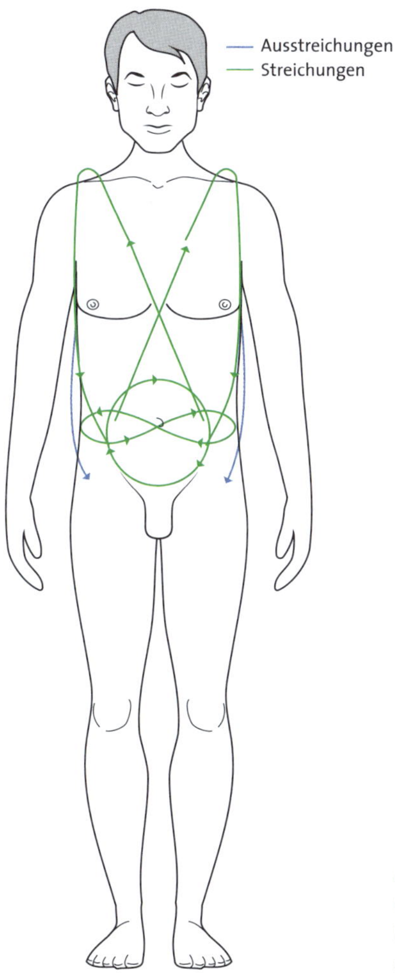

Abb. 7-12: Bauchmassage bei Mann und Frau ohne Brusttuch: a schmale Acht auf den Rippenbögen; b Streichung Brustbereich; c Bauchmassage; d Ausstreichung über die Flanke.

7. Danach mit beiden Händen in Höhe der Achsel über die Flanken (rechts und links) bis tief in den Rücken gleiten, den Körper beim Ausstreichen Richtung Hüfte etwas »hochnehmen« (Abb. 7-12, d). Wiederholen.
8. Nach der letzten Ausstreichung unterhalb des Bauchnabels mit der 1-2-3-Regel aus dem Kontakt gehen.
9. Körper komplett mit dem Vliestuch abdecken.

7.11 Massageerweiterung: Flankenöffnung

Das weite Öffnen der Flanke gehört zu den Ergänzungen der standardisierten Psychoaktiven Massage nach GMK®. Sie wird dann angewendet, wenn die Klientin schon mehrmals eine Psychoaktive Massage erhalten hat und die therapeutischen Berührungen in den Körperzellen abgespeichert sind. Wir merken das an dem Entspannungsverhalten des Körpers, der ruhigen Atmung und dem tiefen Vertrauen, sich der Massage hinzugeben.

Zusätzlich ist diese Flankenöffnung eine Massageabfolge, die bei Klientinnen angewandt wird, die unter einer Depression leiden. Die Wirkweise dieser Technik wird im Kapitel 10.1 beschrieben.

Technik: Nach der Arm- und Handmassage wird der Arm in langsamen Sequenzen von der Flanke bis zu 90° geöffnet. Dies kann nur geschehen, wenn die Klientin entspannt ist. Mit einem gehaltenen, angespannten Arm kann die Flankenöffnung nicht durchgeführt werden.

Körperordnung: Arm und Flanke.

Psychologische Bedeutung: Das sichere Tragen des Arms unterstützt das weitere Loslassen von Muskeln, Bindegewebe und Kontrolle.

Emotionale Botschaft: Das weite Öffnen der Flanke kann ein überraschendes Gefühl von Freiheit auslösen, fördert das Sich-Anvertrauen und verstärkt das Vertrauensgefühl nicht nur zur Therapeutin, sondern vor allem in den eigenen Körper.

Ziel: Das Öffnen der Flanke ist bewusst nachvollziehbar und vermittelt ein freies Körpergefühl. Die zusätzliche Streckung durch die Streichung von der Hüfte bis zur Hand mit einer leichten Dehnung der gesamten seitlichen Muskulatur verstärkt das Gefühl von Freiheit und Leichtigkeit.

Ausführung: Standort der Therapeutin seitlich an der Massagebank.

1. Ist der Arm entspannt, kann er sacht von der Ablage abgehoben und mit leichten Bewegungen von der Flanke gelöst werden. Dabei wird der Arm am Ellenbogengelenk gestützt und muss mit besonderer Konzentration ausgeführt werden.
   Bedeutung: Das Freimachen der Flanke kann tiefe emotionale Gefühle auslösen. Der Arm muss sicher getragen und gehalten und sanft in seine Ursprungshaltung zurückgelegt werden.

2. Die Innenhand hält den Arm am Handgelenk und öffnet ihn auf 45° (Abb. 7-13). Die Außenhand legt sich unter den Ellenbogen. Den Arm der Klientin auf den eigenen Unterarm ablegen. Die Innenhand dazunehmen. Langsam Richtung Kopfende gehen. Bei ca. 90° den Arm sachte auf die Bank ablegen, dabei die Hüfte zur Stabilisierung nutzen und mit dem Ausstrich beginnen: Die Außenhand legt sich auf die Hüfte und streicht über die Flanke, die Achsel, den Arm bis zum Handgelenk aus. Dann den Arm vorsichtig in die Länge ziehen.
   Bedeutung: Das weite Öffnen der Flanke präsentiert die offene Achsel, die auch zu den intimen Körperbereichen gehört. Die Ausstreichung und Dehnung der Körperseite ist wohltuend und sehr intim.
3. Dann die Außenhand unter den Ellenbogen legen, während die Innenhand die Hand der Klientin hält. Dabei langsam vom Kopfende zur Seite der Massagebank gehen. Das langsame Zurücktragen des Armes und das sanftes Ablegen der Hand in der Hand der Therapeutin ist eine würdevolle Geste.
4. Den Kontakt langsam lösen.

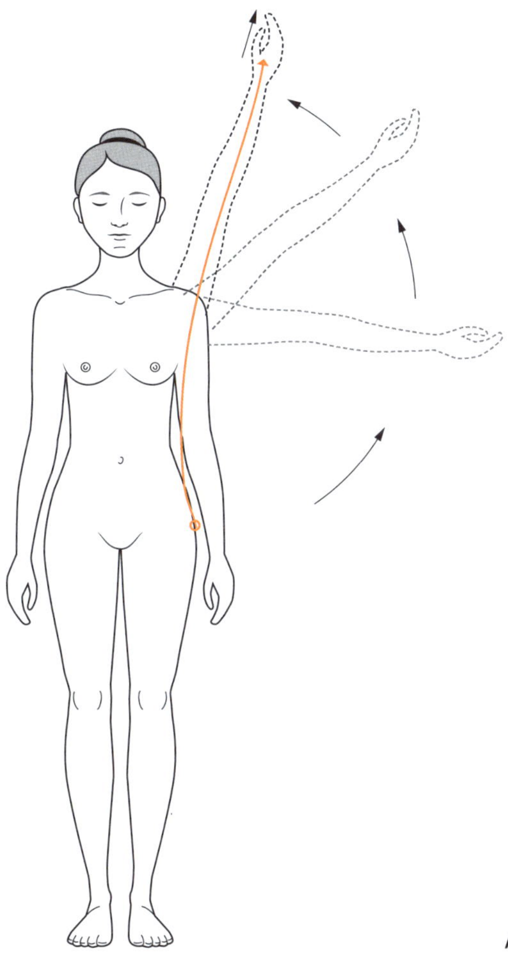

Abb. 7-13: Flanke öffnen.

7.12 Massageerweiterung: Nackenumarmung

Die Nackenumarmung ist die zweite Umarmungssequenz in der Psychoaktiven Massage (→Abb. 7-14). Sie gehört zu den erweiterten Massageabfolgen der standardisierten Psychoaktiven Massage nach GMK®. Diese Nackenumarmung kann nochmals ein tiefes Loslassen der Muskulatur hervorheben.

Technik: Die Umarmung erfolgt nach der Massage der Nackenstreckung: Nach dem wechselnden Massagegriff am Nacken wird behutsam und sehr langsam ein Arm unter den Nacken geschoben. Dabei dreht sich der Kopf etwas zur Seite. Die Hand stützt den Kopf an der Schädelbasis. Es folgt eine langsame Dehnung des Nackenmuskels von der Schädelbasis bis zur Schulter. Diese Abfolge kann nur ausgeführt werden, wenn Nacken und Kopf beweglich sind. Bei einer starren Nackenhaltung ist diese Umarmung nicht möglich.

Muskulatur: M. trapezius, M. sternocleidomastoideus, M. rhomboides minor, M. rhomboides major, M. splenius capitis, M. splenius cervicis.

Körperordnung: Schulter und Nacken als Verbindung zum restlichen Körper.

Psychologische Bedeutung: Auch diese Umarmung gehört zu den Königsdisziplinen der Psychoaktiven Massage nach GMK® und ist eine Halteposition, die Geborgenheit vermittelt. Die Therapeutin kann entscheiden, ob die Klientin bereit ist, diese emotionale, körperliche Erfahrung zu erleben, oder ob dieses Berührungserlebnis vielleicht ein Zuviel sein kann.

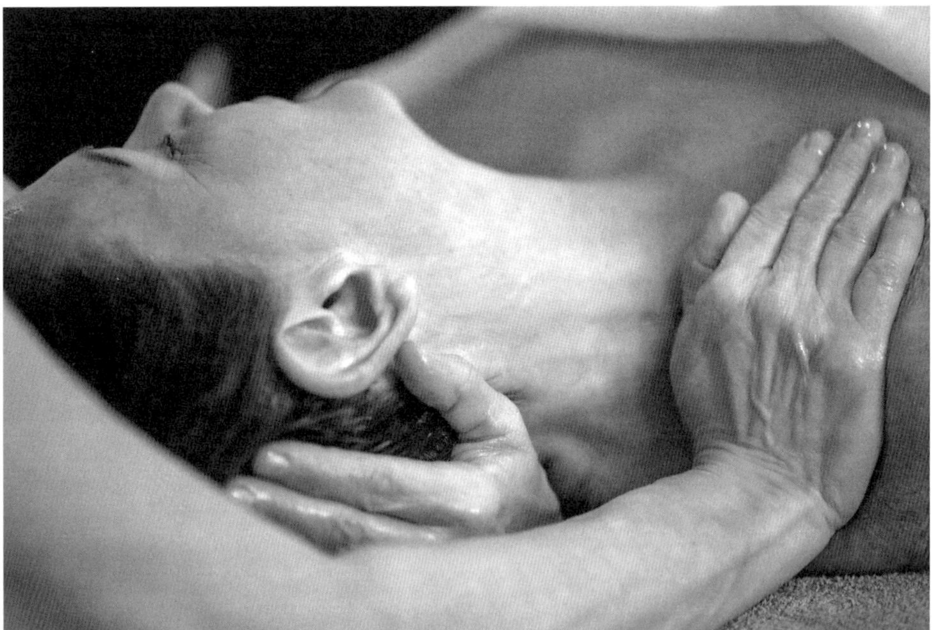

Abb. 7-14: Nackenumarmung: Ausstreichung Nackenmuskulatur. © Sabine Kunzer

Ziel: Die seitliche Dehnung des Nackens kann durch die behutsame Ausführung ein tiefgehendes Loslassen der Haltemuskulatur auslösen.

Ausführung: Standort Therapeutin am Kopfende der Massagebank, sitzend.

Die Dehnung des Trapezius in seitlicher Lage erfolgt, indem sich eine Hand der Therapeutin unter den Kopf schiebt. Der Kopf wird sich dabei etwas zur Seite legen, sodass er auf dem Unterarm der Therapeutin liegen kann (Abb. 7-14). Dieser Griff muss stützend, tragend und absolut sicher sein. Die aktive Hand dehnt den Trapezius vom Schädelrand bis zur Schulter.

8 Massage in Brustbereich, Nacken und Gesicht

8.1 Emotionale Anatomie – Nacken und Gesicht

Rainer Maria Rilke schreibt in seinem Roman »Die Aufzeichnungen des Malte Laurids Brigge«, 1910:

> »Es gibt eine Menge Menschen, aber noch viel mehr Gesichter, denn jeder hat mehrere. Da sind Leute, die tragen ein Gesicht jahrelang, natürlich nutzt es sich ab, es wird schmutzig, es bricht in Falten, es weitet sich aus wie Handschuhe, die man auf der Reise getragen hat. Das sind sparsame, einfache Leute; sie wechseln es nicht, sie lassen es nicht einmal reinigen. Es sei gut genug, behaupten sie, und wer kann ihnen das Gegenteil nachweisen? Nun fragt es sich freilich, da sie mehrere Gesichter haben, was tun sie mit den anderen? Sie heben sie auf. Ihre Kinder sollen sie tragen. Aber es kommt auch vor, dass ihre Hunde damit ausgehen. Weshalb auch nicht? Gesicht ist Gesicht.«
> *(Rilke 1966, S. 711)*

Diese Zeilen eröffnen einen Einblick in die emotionale Anatomie des Gesichts, zu dem Nacken, Kopf und Gesicht hinzugezogen werden. Den Nacken als Träger des Kopfes können wir uns als »Fahrstuhl« vorstellen, der Gefühlsregungen aus der Körperwahrnehmung zu Ausdrucksmöglichkeiten in das Gesicht transportiert.

UND WAS SAGT DER VOLKSMUND ZUM GESICHTSAUSDRUCK?

Für das Gesicht als Spiegel unseres gelebten Lebens findet auch der Volksmund mehr oder minder passende Feststellungen:

- »Sag es mir ins Gesicht.«
- »Sein/ihr Gesicht ist wie eine Maske ... Wie ein Pokerface!«
- »Schau mir in die Augen, wenn du mir das sagst.«
- »Er/sie sieht aus wie ... ein Mäuschen, kindlich, grob ...«
- »Er/sie ist ausdruckslos.«
- »Ihr/ihm schlage ich in die Fresse.«
- »Ihr/ihm könnte ich den Hals umdrehen!«

- »Er/sie hat einen Stiernacken.«
- »Er/sie hat einen Schädel wie …«

8.2 Psychologische Bedeutung von Nacken und Gesicht

8.2.1 Gut im Kopf

In unserer digitalen und schnelllebigen Zeit tut es Not, »gut im Kopf« zu sein, d. h. klug, stets handlungssicher und überblickend zu reagieren. Intelligenz und Übersicht zu zeigen und sich stark und unbeugsam zu präsentieren sind erstrebenswerte Persönlichkeitsanteile. Dieser »Charakterzug« stellt ein wesentliches Merkmal für einen zeitgeistigen Menschen dar. Gefühle werden oft unterdrückt und gefürchtet. Emotionen, die unkontrolliert aus Körperimpulsen hervorkommen, sind ein No-Go. Die Kontrolle über Gestik und Körpersprache ist ein Muss und sollte im besten Fall perfekt trainiert sein. Wir können davon ausgehen, dass diese Haltung weder körperlich noch seelisch eine gesunde Balance und Lebensqualität hervorruft.

8.2.2 Außendarstellung

Der Hals jedoch ist verräterisch: So zeigt er durch Erröten, dass der Mensch nervös oder unsicher ist oder unter Druck steht. Er verrät das wahre Alter und gehört zu den Körperbereichen, die äußerst intim und verletzlich sind, wie auch z. B. der Brustbereich, die Flanke, der Unterbauch.

8.2.3 Die andere Seite der Medaille

Wird der Rücken steif gemacht, weil er standhalten muss, ist der nächste Körperbereich der Nacken, der den Preis für das Durchhalten trägt. Wie der Rücken gehört auch der Nacken zu den Körperteilen, die der Außendarstellung dienen. Trainiert der Mensch die Kontrolle über Körper und Herz, dann wird er zunehmend Nackenprobleme bekommen. Das ständige Herunterdrücken von Emotionen aus Furcht, sie könnten überwältigend sein, fördert die starre Nackenhaltung.

Was vorne im Hals nicht mehr geschluckt werden kann, wird hinten im Nacken vehement gehalten. Es darf nichts vor-, auf- und hinausfallen. Alles muss drinbleiben, auch wenn inzwischen verlernt wurde, die Belastungen dahingehend zu unterscheiden, ob sie ausgedrückt oder unterdrückt werden müssen.

8.2.4 Druck im Kopf

Zur Nackensteife kommen Kopfschmerzen, die oft mit Medikamenten behandelt werden. Doch der Druck arbeitet sich hoch, vom Becken, das in Gefangenschaft gehalten wird, vom Rücken, der steif gemacht wird, von den Schultern, die belastet sind, vom Nacken, der sich nicht drehen kann, und dem Gesicht, das zunehmend ausdrucksloser wird.

8.2.5 Gesicht – nichts mehr sichtbar?

Ein Gesicht wird geprägt von unzähligen Muskeln, die bewusst oder unbewusst täglich tausende Male eingesetzt werden. Unser Gesicht spiegelt unseren Gemütszustand wider, offenbart Spuren unseres Lebens und vieles mehr. Es repräsentiert uns als Ganzes. Die »Sprache« unserer Gesichter lernen wir von klein auf. Im Laufe unseres Lebens entwickeln wir »Lieblingsgesichter«, die – je nach Situation – von uns als Kommunikationswerkzeug eingesetzt werden.

Im Gesicht können wir erstarrte Muskeln, leere Augen, blasse oder entzündete Haut, schmale Lippen, tiefe Falten sehen. Der Fahrstuhl »Hals und Nacken« ist defekt, der die Verbindung von Körper und Kopf darstellt. Doch irgendwann bricht die Kontrolle, z. B. in den Falten, den Schmerzen und an dem Vergessen, wie Liebe und Leben sich anfühlen können. Bis die Leere einkehrt und im Gehirn keine Resonanz für ein zufriedenes und schmerzfreies Leben mehr hervorgerufen werden kann, auch wenn der momentane Ausschnitt einer Lebensphase friedvoll ist.

Ein Gesicht zu massieren bedeutet, dass wir auch mit den tiefer liegenden Gesichtern in Berührung kommen. Hinter unserer »Alltagsmimik« und den »Lieblingsgesichtern« tragen wir unsere privaten Gesichter. Meistens sind diese entspannt und weich, aber sie sind nicht für jedermann zu sehen.

8.2.6 Gesicht und Massage

Die Psychoaktive Gesichtsmassage vollendet die in den inneren Gefühlslandschaften erlebte Berührungsreise. Die tiefe Entspannung, das erlebt Lebendige, das wohlige Gefühl, das durch den Körper strömt, wird durch die achtsame Berührung im Gesicht als ein in sich abgeschlossener Prozess in den Körperzellen nachhaltig verankert.

8.3 Massage Brustbereich

Die Massage auf oberem Brustbereich, Nacken und Gesicht muss die Praktikerin im Sitzen ausführen (Abb. 8-1). Im Stehen müsste sie sich über das Gesicht der Klientin beugen und könnte damit einen »höheren« Stand als die Klientin selbst vermitteln. Durch die ergonomische Hand- und Armhaltung im Sitzen kann die Therapeutin eine ruhige Atmosphäre herstellen und beibehalten.

Technik: Bei der Massage der Frau mit einem Brusttuch wird das Tuch zunächst entfernt. Ausgangspunkt ist das Sternum mit parallelen Ausstreichungen zur Schulter, die dann in wechselnde Ausstreichungen übergehen.

Muskulatur: M. pectoralis major, M. trapezius, M. deltoideus.

Körperordnung: Bauch und Herz stellen die Mitte des Körpers da. Sie verbinden den ganzen Körper.

Psychologische Bedeutung: Der Brustbereich mit dem innewohnenden Herz ist noch mehr als die Flanke ein sehr geschützter Körperbereich. Alles, was aus dem Herzen kommt oder in das Herz hineingeht, sind Gefühle. Wir lernen schon in den ersten Lebensjahren, uns emotional anzugleichen und mitunter unsere Gefühle zu unterdrücken. Wir beginnen, unser Herz vor Verletzungen und Kränkungen zu beschützen, manchmal so stark, dass wir es kaum noch spüren.

Ausführung: Standort der Therapeutin am Kopfende der Massagebank, sitzend.

1. Zunächst wird eine Hand sanft auf das obere Brustbein direkt über das Herz gelegt.
   Bedeutung: Die ruhige Hand auf dem Herzen vermittelt Nähe, Achtsamkeit und Akzeptanz. Die Klientin kann sich für eine Weile dieser ruhenden Berührung hingeben. Oftmals wird hier bei der Klientin ein tiefer, erleichternder Atemzug vernommen.
2. Die zweite Hand kommt hinzu und es folgen parallele, langsame Ausstreichungen vom Sternum zur Schulter (Abb. 8-1, a). Dabei wird der M. pectoralis major leicht gedehnt.
3. Gleiche Ausführungen wie unter Punkt 2 beschrieben, jedoch werden diese im Wechsel ausgeführt (Abb. 8-1, b). Auf den Schultern eine leichte Dehnung, ohne Druck, kaudalwärts vornehmen.
   Bedeutung 2 und 3: Diese Ausstreichungen weiten die Brustmuskultur und den Herzbereich.

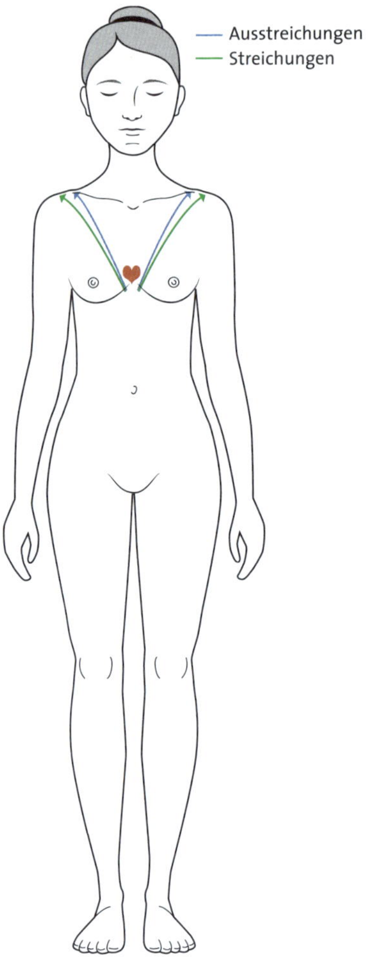

Abb. 8-1: Massage Brustbereich: a Ausstreichung parallel; b Streichung im Wechsel.

8.4 Massage Nacken

Bei der Nackenmassage ist ein sensibles Einfühlungsvermögen nötig, da der Nacken eine empfindliche Stelle ist, die Muskulatur ist dort oft sehr verspannt und kann sich durch eine Berührung oftmals noch mehr anspannen (Abb. 8-2). Durch die psychoaktive Massagetechnik kann schon in den ersten zehn Minuten eine Entspannung einsetzen. Bis es zur tatsächlichen Nackenmassage kommt, wurde der ganze Körper in einer Massagezeit von mindestens 50 Minuten berührt. Eine Tiefenentspannung ist bis zu diesem Zeitpunkt zu erwarten.

Technik: Einfühlsame und kräftige Dehnung der Nackenmuskulatur.

Muskulatur: M. trapezius, M. sternocleidomastoideus.

Körperordnung: Der Nacken gehört mit dem Hals zu dem verbindenden Körperteil von Körper und Kopf.

Psychologische Bedeutung: Der Nacken zählt zu den Kontrollbereichen. Ein Festhalten der Muskulatur verhindert, dass aufkommende Gefühle sich einen Ausdruck suchen, z. B. im Gesicht. Gefühlsausdrücke, die dort erkennbar sind, können beispielsweise Tränen oder ein Erröten sein. Auch eine entsprechende Mimik, wie aufgerissene Augen, wenn wir etwas Erstaunliches oder Beängstigendes sehen, Herabziehen der Mundwinkel, wenn uns etwas missfällt, Schreien, wenn wir Angst haben, oder Weinen, wenn wir etwas Trauriges erleben, Wut, wenn wir uns ungerecht behandelt fühlen, können für andere sichtbar werden. Um das zu vermeiden, wird die Nacken- und Gesichtsmuskulatur angespannt. Oft so fest, dass Schmerzen entstehen oder ein Drehen und Wenden im Laufe der Zeit nicht mehr möglich ist.

Ausführung:

1. Den Lichtschutz von den Augen nehmen und auf den Brustkorb der Klientin legen. Dort über die Arme eine erneute Ausstreichung über die rückwärtigen Schultern, aus der Massage des Brustbereichs heraus, und eine parallele Streckung der Nackenmuskulatur bis zur Schädelbasis vornehmen (Abb. 8-2, a).
   Bedeutung: Es ist wichtig, nach dem Ablegen des Lichtschutzes auf den Brustbereich der Klientin die Berührung dort weiterzuführen. Somit verbinden wir aus der pragmatischen Handlung eine Berührung.
2. Weiterführung der Nackenmassage, dieses Mal im Wechsel: rücklings rechts und links der HWS bis zur Schädelbasis eine leicht nach oben ziehende Ausstreichung ausführen (Abb. 8-2, b).
   Bedeutung: Der Wechselgriff ermöglicht einen fließenden Ablauf, mit dem eine eventuell unbewusste Haltungskontrolle im Nacken aufgelöst werden kann.

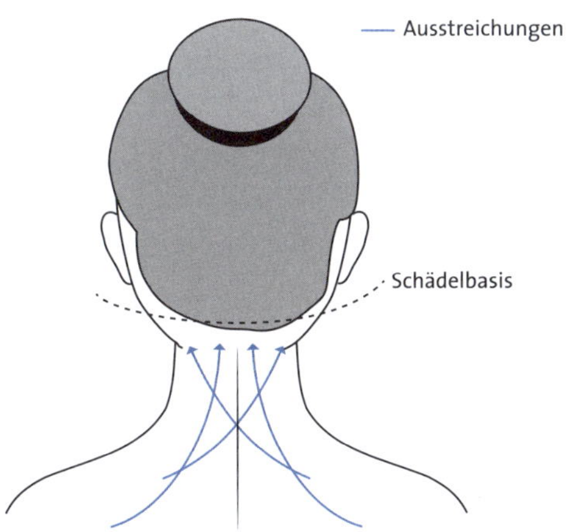

Abb. 8-2: Nackenmassage: a parallele Ausstreichung; b Ausstreichung im Wechsel.

3. Dann folgt wieder eine parallele Ausstreichung der Nackenmuskulatur mit beiden Händen von den Schultern bis zur Schädelbasis (Abb. 8-2, a).
   Bedeutung: Die bei der Massage empfundenen Gefühle können über den Nacken in den Kopf und in das Gesicht strömen. Die Nackenmassage der PAM GMK® ermöglicht es, diesen Fluss weiter anzuregen.

8.5 Massage Gesicht

Ein Gesicht wird geprägt durch unzählige Muskeln, die bewusst oder unbewusst täglich Tausende Male eingesetzt werden. Unser Gesicht spiegelt unseren Gemütszustand und offenbart Spuren unseres Lebens. Es repräsentiert uns als Ganzes. Die »Sprache« unserer Gesichter lernen wir von klein auf. Im Laufe unseres Lebens entwickeln wir »Lieblingsgesichter«, die – je nach Situation – von uns als Kommunikationswerkzeug eingesetzt werden.

Ein Gesicht zu massieren bedeutet, dass wir auch mit den tiefer liegenden Gesichtern in Berührung kommen. Hinter unserer »Alltagsmimik« und den »Lieblingsgesichtern« tragen wir unsere privaten Gesichter. Meistens sind diese entspannt und weich, aber sie sind nicht für jedermann zu sehen.

PRAXISTIPP Eine kleine Körperreise in das Gesicht
Im Anhang finden Sie die Meditationsanleitung »Reise in das Innengesicht«. Wenn Sie mögen, können Sie diese Reise selbst, mit einem Partner oder mit einer Gruppe ausprobieren.

Technik: Mit Streichungen und Dehnungen das Gesicht von innen nach außen öffnen. Im Gesicht nicht mit dem Zeigefinger arbeiten, da der Zeigefinger gemäß seinem Einsatz (er zeigt auf etwas) sehr viel Energie hat. Wir arbeiten mit Mittel- und Ringfinger sowie Daumen.

Muskulatur: M. occipitofrontalis, M. procerus, M. orbicularis oculi, M. corrugator supercilii, M. levator labii superioris alaeque nasi, M. nasalis, M. levator labii superioris, M. levator anguli oris, M. zygomaticus minor und major, M. orbicularis oris, M. depressor anguli oris, M. depressor labii inferioris, M. risorius, M. masseter, M. temporoparietalis, M. auricularis anterior.

Psychologische Bedeutung: Eine Gesichtsmassage bewirkt eine ganzheitliche Tiefenentspannung. Durch achtsame Berührungen mit geschmeidigen Massagegriffen kommt unsere Kommunikationsfläche »Gesicht« zur Ruhe. Wir entspannen und regenerieren.

Ausführung:

1. Wechselnde Ausstreichung des »Dritten Auges«, zwischen beiden Augenbrauen mit Ring- und Mittelfinger von der Nasenwurzel bis zum Stirnanfang kräftige, im Wechsel ausgeführte Streichungen vornehmen (Abb. 8-3, a).
   Bedeutung: Der M. procerus und der M. occipitofrontalis werden sehr stark beansprucht. Er hilft uns, etwas zu fokussieren und uns zu konzentrieren. Eine Dehnung entspannt diese Muskulatur. Es ist auch eine Berührung direkt auf der »Denkzentrale«, die zur Ruhe kommt.
2. Parallele, kräftige Ausstreichung der Stirn mit flachen Daumen von der Mitte der Stirn bis zu den Schläfen (Abb. 8-3, b).
   Bedeutung: Die Muskulatur der Stirn wird beim Denken und Fokussieren ebenfalls sehr beansprucht. Die leicht dehnenden Streichungen wirken sehr entspannend.
3. Auf den Schläfen erfolgt ein erneuter Fingerwechsel: mit Ring- und Mittelfinger auf der Schläfe eine kleine, tiefe Acht skizzieren; parallel arbeiten (Abb. 8-3, c).
   Bedeutung: Das Schläfenzentrum strömt Energie aus, ein leichter Druck während der Massage kann eine sehr tiefe Entspannung bewirken.
4. Danach folgt eine Ausstreichung des Augenmuskels: Mit Ring- und Mittelfinger zunächst unterhalb des Auges, ganz dicht an den Wimpern, eine leichte Berührung ausführen (Abb. 8-3, d). An der Nasenwurzel Druck aufnehmen und unterhalb der Augenbraue kräftig ausstreichen; parallel arbeiten.
   Bedeutung: Die Massage in Form einer »Brille« entspannt den Augenmuskel (M. orbicularis oculi).
5. Es folgt eine parallele Jochbeinausstreichung mit Mittel- und Ringfinger. Von der Nase bis zu den Schläfen ausstreichen (Abb. 8-4, a).
   Bedeutung: Unter dem Jochbein sind die Nebenhöhlen. Eine Ausstreichung dehnt den Raum. Dabei ist es möglich, dass der Schleimfluss angeregt wird.

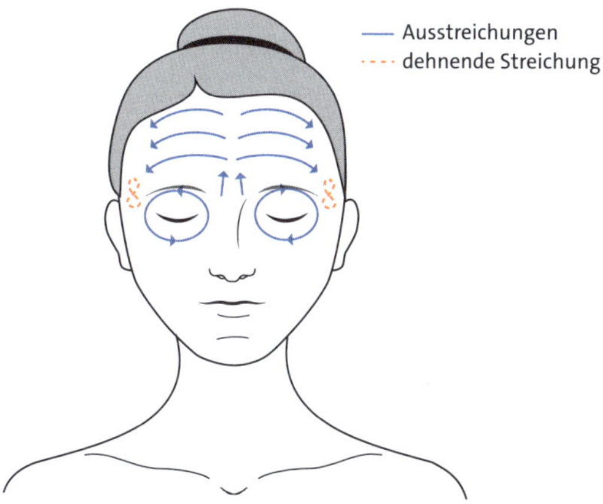

Abb. 8-3: Gesichtsmassage: a »Drittes Auge« öffnen; b Stirnstreichung; c Massage Schläfe; d Augenmuskel ausstreichen.

6. Von der Schläfe aus erfolgt wieder eine parallele Ausstreichung mit den flachen Daumen direkt auf dem Kiefermuskel bis zum Unterkieferknochen (Abb. 8-4, b).
   Bedeutung: Der Kiefermuskel gehört wie die Mm. glutaeus und trapezius zu den Stressabbaumuskeln. Eine Dehnung und Streckung des Muskels kann erleichternd wirken. Zudem erhält die Therapeutin auch einen Hinweis, ob die Klientin »die Zähne zusammenbeißt«, also versucht, Stress abzuhalten.
7. Von den Schläfen aus erfolgt die letzte parallele Streichung: Mit den flachen Daumen wird parallel eine Streichung bis zum Kinn durchgeführt (Abb. 8-4, c). Dann wird mit einer sehr sanften Ausstreichung das Gesicht an den Seiten bis über die Haare berührt.
   Bedeutung: Die letzte Streichung im Gesicht ist eine zugewandte, sanfte Berührung, die sehr emotional empfunden werden kann.
8. Den Lichtschutz wieder auf die Augen legen und die Klientin ganz zudecken. Beide Hände leicht auf die Schultern legen und dort zur Ruhe kommen. Dann den Kontakt endgültig lösen.
   Bedeutung: Das sind die letzten Berührungen, welche die Berührungsmassage beenden.

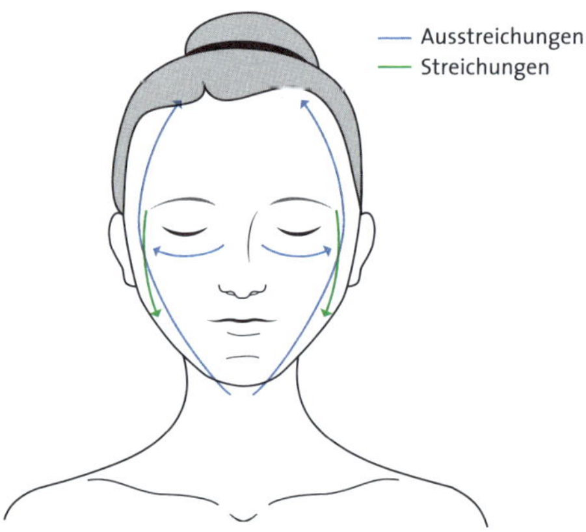

Abb. 8-4: Gesichtsmassage: a Ausstreichung Jochbein; b Ausstreichung Kiefermuskel; c Gesichtsausstreichung.

9 Nachsorge

Die Nachsorge schließt die Psychoaktive Massage ab und wird in derselben Präzision und Achtsamkeit durchgeführt wie das gesamte Massagesetting.

1. Die Klientin so aufdecken, dass das Vliestuch nur noch den mittigen Körper bedeckt.
2. Mit kleinen, feuchten Handtüchern, die in einem Handtuchwärmer vorbereitet sind, werden Arme und Beine vom restlichen Öl befreit und mit einem trockenen, erwärmten Handtuch nachgetrocknet.
3. Das Vliestuch nun von der Brust entfernen. Ein weiteres heißes Tuch vorsichtig auf die Brust legen. Danach durch das trockene Handtuch, 50 x 70 cm oder größer, auswechseln. Das Vliestuch unter dem Handtuch vorsichtig herausnehmen, dabei die Hand zum Fixieren und zur erneuten Kontaktaufnahme auf den Solarplexus legen.
4. Einen Moment verweilen und ein hörbares »Danke« oder »Vielen Dank« aussprechen.

Der hörbar ausgesprochene Dank der Therapeutin vermittelt die Wertschätzung für das entgegengebrachte Vertrauen der Klientin.

Die Therapeutin sollte dann den Raum verlassen und der Klientin Zeit und Ruhe lassen, um aufzustehen und sich geschützt anzukleiden. Ein Hinweis für die Rückkehr der Therapeutin muss hinterlassen werden.

9.1 Nachgespräch

Die meisten Menschen sind nach einer Psychoaktiven Massage sehr berührt. Bieten Sie Ihrer Klientin ein Glas Wasser an, lassen Sie sie noch einen Moment sitzen und spüren Sie nach, ob sie etwas mitteilen oder etwas fragen möchte. Versuchen Sie nicht, ein Gespräch zu beginnen, welches die Klientin aus dem Körpergefühl herausholt. Versichern Sie sich aber, ob Ihre Klientin wieder eine Haltung eingenommen hat, die sie befähigt, den Therapieraum stabil zu verlassen.

Mögliche Frage der Therapeutin: »Haben Sie etwas gespürt?«

Es ist immer ratsam, bei den Fragen der Klientin die eigenen aufrichtigen Empfindungen auszusprechen, und zwar die Empfindungen Ihrer Hände. Das Feedback muss positiv sein und gestaltet sich auf der Grundlage Ihrer Massagewahrnehmung. Das heißt beispielsweise, dass die Haut sich gut angefühlt hat oder der Körper harmonisch als Ganzes spürbar war. Erwähnen Sie die angenehmen, positiven Erlebnisse, die Sie mit Ihrer Klientin erlebten, vermeiden Sie, Probleme anzudeuten. Überlassen Sie Ihre Klientin ihren eigenen Gefühlen, Sie können nicht wissen, welchen inneren Gefühlslandschaften sie begegnet ist, und ermuntern Sie Ihre Klientin, die eigenen Gefühle auszusprechen.

Mögliche Reaktionen der Klientin: Es kann sein, dass Ihre Klientin so berührt ist, dass sie weint. Lassen Sie diesen Tränen Raum und schenken Sie ihnen Zuwendung und Respekt. Jede Träne ist eine gelöste Körperhaltung oder eine gelöste Emotion, die befreiend wirken kann. Gefühle der Traurigkeit können auch während der Massage auftauchen. Den fließenden Charakter der Psychoaktiven Massage können wir uns wie einen Zug vorstellen, der durch die inneren Gefühlslandschaften fährt. Aufkommende Gefühle sind wie Stationen dieser Reise. Eine kognitive Anhaftung kann deshalb nicht stattfinden.

Die meisten Menschen durchleben in der Berührungsmassage verschiedene emotionale Phasen von Geborgenheit, Aufmerksamkeit, tiefer Entspannung, von liebevoller Zuwendung und Akzeptanz. Einige Menschen haben diese Form der Berührung in ihrem Leben niemals erfahren und sind daher auch während und nach der Massage von sich selbst und ihren Empfindungen sehr berührt. Andere erfahren aber auch Phasen von Teilnahmslosigkeit oder Traurigkeit und begegnen ihren Selbstzweifeln und Selbstverurteilungen, die sich dann wieder mit Gefühlen der Selbstannahme und Versöhnung ablösen. Die Massage kann das Selbstvertrauen zurückgeben und das Gefühl vermitteln, ein wertvoller Mensch zu sein.

Zum Leben gehören verschiedene Empfindungswelten, die das Menschsein ausmachen. Helfen Sie Ihrer Klientin, diese Natürlichkeit des Lebens anzunehmen.

9.2 Zusammenarbeit mit Ärztinnen und Psychotherapeutinnen

9.2.1 Psychotherapeutisch begleitend

Zunehmend kommen Patientinnen auf Empfehlung ihrer Ärztin oder Psychologin zur begleitenden Körpertherapie. Trotz des enormen Zeit- und Managementdrucks vieler Ärztinnen und Therapeutinnen erleben wir einen deutlichen Zuspruch für die Körpertherapie. Die professionelle Berührung mit der Psychoaktiven Massage scheint in manchen Fällen das »missing link« zu sein, etwas, das bisher gefehlt hat. Das professionelle Gespräch einer Psychotherapie reicht nicht immer bis dahin, wo Heilung sich entfaltet.

Eine Psychiaterin, mit der ich lange Zeit zusammenarbeitete, schrieb mir: »Unsere Medizin hat einen großen Magen, welcher alles, was er aufnimmt, umwandelt in ein industrielles Produkt, welches immer gleichförmiger, immer rascher, immer billiger, unter immer größerem Druck verteilt werden soll. Unter dieser Erfahrung verändern sich die Therapien, aber auch die Ärzte und Therapeuten – nicht immer zu deren und der Patienten Vorteil.«

Menschen und Gesellschaften sind im stetigen Wandel, eine erneuerte oder zusätzliche, andere Form der therapeutischen Hilfe unterliegt dem Wandel gleichermaßen. Den Patientinnen die fehlende Wegstrecke zur Gesundung mit professioneller Berührung anzubieten, ist in vielen Köpfen schon angekommen.

9.2.2 Psychosomatisch begleitend

Einige Pilotprojekte mit psychosomatischen Kliniken verdeutlichten bereits, dass eine massagetherapeutische Begleitung während eines Klinikaufenthaltes den psychotherapeutischen Prozess der Patientinnen maßgeblich positiv beeinflusst, indem sie beispielweise zu bearbeitende Themen deutlicher an die Oberfläche holt oder neue Impulse setzt.

10 Verschiedene Indikationen

In diesem Kapitel skizzieren wir ein Bild von den durch verschiedene Erkrankungen hervorgerufenen seelischen und damit auch geistigen und körperlichen Belastungen. Jede Erkrankung stellt gleichfalls eine seelische Erkrankung dar, die in der derzeitigen medizinischen Betreuung oftmals zu wenig Beachtung findet. Der Mensch braucht und sucht seelische Erleichterung, um seinen Heilungsprozess voranzutreiben und zu stabilisieren.

Es existiert ein Zusammenspiel von Körper, Geist und Seele.

Konflikte oder Herausforderungen, die eine Veränderung der Lebensführung darstellen, verwandeln zunächst unsere seelische Befindlichkeit: Wir denken über die anstehende Herausforderung nach und wägen ab, ob wir seelisch und körperlich in der Lage sind, mit ihr umzugehen. Wir prüfen unsere Ressourcen und beginnen, je nach Größe oder Schwere der Bedrohung, an unserem Durchhaltevermögen zu zweifeln. Das macht uns Angst und unsere Gedanken werden sorgenvoll.

Unser Körper reagiert auf seelische Verstimmung: Er zieht sich zusammen, macht sich eng und klein, manchmal verspannt er sich, damit er sich scheinbar stark fühlt. Wir atmen leise und flach, bewegen uns weniger, damit wir emotional nicht bewegt werden, wir igeln uns ein, ziehen uns zurück und erleben wie eine Außenstehende die Veränderung, die sich vollzieht und unser bisheriges Leben durcheinanderbringt.

Dann beginnen wir nachzudenken, was zu tun ist. Wer und was helfen könnte. Wir nehmen viele Angebote zur Heilung an und durchleben die medizinische Behandlung mit Hoffnung und Zuversicht. Wenn die Hoffnung kleiner wird, der Kontakt zur Umwelt reduziert und der Körper durch Krankheit geschwächt ist, dann beginnt das Grübelkarussell: Gedanken über den Sinn einer Erkrankung oder einer radikalen Veränderung kreisen zwischen anderen kummervollen Gedanken.

Körper, Geist und Seele bilden eine Einheit: Wird das »eine« belastet oder krank, folgt eine Resonanz in den »anderen«.

Nachfolgend einige Beweggründe, warum Menschen mit körperlichen oder seelischen Beschwerden in eine körpertherapeutische Behandlung kommen (alphabetisch angeordnet):

- Bluthochdruck
- Burn-out
- *chronische Schmerzen*
- *Depression*
- *Erschöpfungssyndrom nach Langzeit-Psychotherapie*
- *Fatigue-Syndrom*

- *Gedankenkarussell*
- *Gefühl von Einsamkeit mit einhergehender Berührungslosigkeit*
- *postvirale Fatigue*
- Rückenschmerzen
- *Schlafstörungen*
- *Schulter-Nacken-Beschwerden*
- *Sexualstörungen*
- Süchte verschiedenster Art
- *Verdauungsschwierigkeiten (Obstipation)*
- *Verlust von Beweglichkeit aufgrund seelisch-körperlicher Überbelastung*
- wiederholt Kopfschmerzen, Migräne

In dieser Aufzählung haben wir einige Symptome *kursiviert*. Dieses optische Zeichen soll helfen, bei den in den folgenden Kapiteln beschriebenen psychischen Erkrankungen zu erkennen, dass der seelische Aspekt eine bedeutende Rolle darstellt. Diese Erkenntnis offenbart die Notwendigkeit, bei jeder Erkrankung oder bedeutsamen Veränderung der Lebensführung die Behandlung der Seele in den Heilungsprozess einzubeziehen.

10.1 Depression – Erfahrung aus der körpertherapeutischen Praxis

Die Depression muss auch als Körpererkrankung gesehen werden, die sehr viel Energie kostet. Es ist niemals zu unterschätzen, welch einen enormen Energieverlust der depressive Mensch erleidet, dass er völlig ausgesaugt wird. Hält die depressive Phase an, werden alle Energiereserven aufgebraucht. Jedes Aufstehen, Anziehen, Haare kämmen, Kaffee trinken, Essen, Duschen, Einkaufen bedeuten eine gewaltige Willensanstrengung. Aus diesem immer enger werdenden und einsameren Lebensraum entsteht oft ein großes Schuldgefühl, das sich manchmal bis zu einem Schuldwahn aufbauen kann. Thomas Fuchs schreibt in seinem Buch »Randzonen der Erfahrung«, dass sich durch die Depression eine »leibliche Rigidität« entwickeln kann. Es zeigt sich manchmal, dass der depressive Mensch die Unfähigkeit zum Weinen entwickelt. Weinen würde die spontane Aufweichung dieser Rigidität bedeuten. Die unmittelbare Berührtheit, die sich auch bei diesen Klientinnen nach der Massagebehandlung zeigt, könnte einen Hinweis geben, dass die therapeutische Berührung das Wesen erreicht hat. Dann ginge es darum, die »Melodie« der Seele wieder zum Erklingen zu bringen (Fuchs 2020). Vielleicht braucht es auch hier neue Denkkonzepte, die Depression mit erweiterten berührungsmedizinischen Methoden zu behandeln.

Selbst junge Menschen können noch vor der Pubertät die ersten depressiven Phasen durchleiden. Manchmal ist die Diagnose »Depression« für den Betroffenen befreiend, weil viele der oft schuldhaft erlebten Einzelsymptome jetzt im Bild einer wissenschaftlich akzeptierten Diagnose weniger belastend erscheinen. Auslöser können unter anderem sein:

- Schicksalsschläge
- somatische Erkrankungen
- Verlust von Arbeit, Partner, Kind
- Alter
- chronischer Stress
- Hormonstörungen

Es kann auch ein familiärer genetischer Hintergrund vorliegen, z. B. in Form gehäufter Suizide innerhalb der Blutsverwandten.

10.1.1 Erklärbare Symptome

Wie in der Auflistung im Eingangskapitel finden wir bei der Depression auch folgende Symptomatiken (alphabetisch sortiert):

- chronische Schmerzen
- *Erschöpfungssyndrom durch Langzeit-Therapien*
- *Fatigue-Syndrom*
- *Gedankenkarussell*
- *Gefühl von Einsamkeit mit einhergehenden Berührungslosigkeit*
- *Schlafstörungen*
- *Schulter-Nacken Beschwerden*
- *Sexualstörungen (z. B. Libidoverlust, Regelstörungen bei Frauen)*
- *Obstipation*
- *Verlust motorischer Beweglichkeit aufgrund seelisch-körperlicher Überbelastung*

In der körpertherapeutischen Psychoaktiven Massagepraxis konnte ich Einblicke in die Welt der Depression nehmen. Einige Symptome sollen nun beschrieben werden.

Magen-Darm-Störungen: Ich ver»trage« das eine oder andere nicht mehr

Wenn das alltägliche Leben sich in »schwer verdaulicher« Nahrung zeigt, dann hat dies Auswirkungen auf den Stoffwechsel. Das Essen macht keine Lust und keine Freude mehr. Der Geschmack ist wie neutralisiert, die Verdauung z. B. in Form chronischer Obstipation gestört. Einige Patientinnen essen mehr, vielleicht um Wärme im Körper zu spüren oder irgendein Gefühl in sich wahrzunehmen. Jedes Maß ist aber verloren; zur Strenge der Bewältigung von notwendigen Aufgaben bräuchte der Essensplan eine Struktur, die durchgehalten werden will. Das braucht allerdings Energie und Durchhaltevermögen, die dem Depressiven nicht mehr zur Verfügung stehen.

Konzentrationsschwierigkeiten: Ich kann mir nichts be»halten«

Zusammenreißen, das geht nicht und ist auch völlig unpassend. Alles ist im depressiven Menschen zusammengerissen. Und mit Not wird gehalten, was noch gehalten werden kann, damit ein Überleben möglich ist. Selbst wenn es nur um das Überleben des Vor- oder Nachmittags oder des ganzen Tages oder weniger Stunden ist. Die Quelle zur Energiebildung ist versiegt. Der depressive Mensch kann sich nichts mehr merken, sich auf nichts konzentrieren. Der Kraftakt, am Leben zu bleiben und so, in diesem Zustand, am Leben zu bleiben, ist immens.

Schlafstörungen: Ich kann nicht schlafen

Schlaf ist Regeneration: Erlebnisse und Erfahrungen, Verrichtungen für den Alltag, Gespräche, Kontakte, vieles wird im Schlaf verarbeitet. In der Depression ist ein tiefer, regenerierender Schlaf nicht möglich. Durch die muskuläre und seelische Anspannung, welche die Depression abverlangt, kann das ganze »System Mensch« nicht herunterfahren.

Zunehmende, durch äußere Ursachen nicht erklärbare Schlafstörungen können oft erste Warnsignale einer schleichend beginnenden Depression sein. Zur Bewältigung dieser Störung greifen einige Menschen unter Umständen zu Schlafmitteln oder Alkohol.

Herzbeschwerden: Herz»druck«

Menschen mit einer Depression verspüren häufig einen Druck auf der Brust (Eggart et al. 2019). Das darunter schlagende Herz ist allerdings kaum spürbar. Eine Studie belegt, dass eine mittelstark ausgeprägte depressive Störung mit einer beeinträchtigten interozeptiven Genauigkeit der Herzschlagempfindung verbunden ist. Der Druck auf der Brust kommt von der körperlichen Anspannung. Das Atmen braucht mehr Energie, sodass meist eine sehr flache Atmung den Körper mäßig mit Sauerstoff versorgt. So bildet sich ein Körperpanzer, der für die Körpertherapeutin eine besondere Herausforderung darstellt; denn er erschwert den körperlichen und emotionalen Zugang zum depressiven Menschen

Grübelkarussell: Ich kann nicht aufhören zu denken

Der depressive Mensch lebt im Defizit. Nichts gelingt, nichts verändert sich, die Schwere erdrückt jedes Lebensgefühl. Die Körpermimik reduziert sich auf eine starre Körperhaltung und ein ausdrucksloses Gesicht mit leeren Augen. Die Gedanken laufen im Kreis, es gibt kein positiv gefärbtes Vorher, kein Jetzt und kein Nachher. Das Grübeln – über das Wieso, Weshalb, Warum, die Welt ist schlecht, ungerecht, was habe ich falsch gemacht, wann, wie, wo – läuft in einer Endlosschleife, die nur durch etwas Überraschendes kurz unterbrochen werden kann. Aber was kann das Überraschende sein?

10.1.2 Tastbare Körpersymptome

Unterkühlte Gliedmaßen

Füße

Die Mehrzahl der Menschen leidet in einer Depression und auch bei anderen psychosomatischen Beschwerden an sehr kalten Füßen, die während der Massage nicht oder nur wenig erwärmt werden können. Gelingt eine Wärmezufuhr, können wir davon ausgehen, dass durch die Berührung die körperliche Energie wieder zum Fließen gebracht wurde.

Der Fuß ist »weit weg« vom Körper. Er versinnbildlicht das Gehen. Der Fuß hat ein Gespür für den Boden, das »Standing«. Der Boden für den depressiven Menschen ist unsicher, zerstörend, beängstigend. Jeder Schritt geht in die ungewisse Empfindung von Leere. Jeder Schritt bedeutet eine enorme Anstrengung. Ein Vorausschreiten ist nicht mehr möglich. Ein Stehenbleiben ist verbunden mit dem Grauen der Gegenwart. Ein Zurückgehen kann nur noch gedanklich erfolgen, in die Erinnerung an ein Leben ohne Depression.

Hände

Die Hände sind kalt bis eiskalt, was sich wie bei den Füßen während der Massage nicht oder kaum ändert. Es gibt einen kleinen Unterschied zu den Füßen: Hände erwärmen sich eher als Füße, sie sind »näher dran« am Herzen.

Die Hand ist das »Handeln«, das Umsetzen von Gedanken, Ideen und Gefühlen in eine Aktion. Hände verrichten, helfen, tragen, liebkosen, kommunizieren Gedanken und Gefühle, transportieren Emotionen.

Feuchte Hände können Aufregung oder Angst ausdrücken, weiche Hände Sensibilität und eine ausgebildete Haptik. Steife Hände können vielleicht auch auf ein sehr geordnetes, zurück»gehaltenes« Leben schließen lassen. Hände, die starr sind, können auf eine verminderte Ausbildung des Tastsinns hinweisen. Beanspruchte und abgearbeitete Hände können einen »tatkräftigen« Menschen ausdrücken.

Hände, die kalt sind, greifen nichts, berühren nichts, bewegen nichts (Pohl 2010). Die Wärme zur Kontaktbildung an der Grenze zur Außenwelt hat sich zurückgezogen. Das Leben zu greifen und zu halten vermag ein depressiver Mensch nicht mehr.

Verkrampfte Muskulatur

Der Körper eines depressiven Menschen zieht sich zusammen, vielleicht vor Angst, Resignation, vor Schreck und Ohnmacht, Hilflosigkeit oder Scham. Die angespannte Körperhaltung ist vergleichbar mit einer Betondecke, die sich erdrückend auf den Körper legt. Darunter finden die Organe wenig Raum und verspannen ebenso wie die Muskulatur. Das Herz ist eingeengt, die Lunge, der Magen, der Darm. Tiefe Verspannungen blockieren Wirbel der Wirbelsäule. Die Wahrnehmung der inneren Vorgänge im Körper ist gedämpft, fast nicht mehr spürbar. Das interozeptive Geschehen ist blockiert, auf ein notwendiges Wahrnehmen beschränkt.

FAZIT

Das körperliche Gesamtbild einer Depression ist so unterschiedlich, wie Menschen unterschiedlich sind. Auch in einem sportlichen oder weichen oder molligen Körper kann sich eine Depression beheimaten. Der abgemagerte, ausgezehrte Körper ist ein seltenes, aber sehr eindrückliches Bild für eine kraftraubende seelische und körperliche Erkrankung.

10.1.3 Massagetechnik auf der Haut

Eine Massageberührung, die eine Befreiung dieser beschriebenen Befindlichkeit zum Ziel hat, braucht eine entsprechende Herangehensweise.

Insbesondere muss der Focus auf das Überraschende gelegt werden, um das Gedankenkarussell zu unterbrechen. Das Ziel besteht darin, dass die Klientin stets mit ihrer Aufmerksamkeit den berührenden Händen folgt. Sobald sie bereits vorhersehen kann, welcher Handgriff als Nächstes folgt, verliert sich der für eine Berührung typische, stets aktualisierte Überraschungsmoment. Anders ausgedrückt: Die innere aktive Beobachtungsinstanz der Klientin wird wie mit einem dünnen Faden hinterhergezogen. Dadurch kann die erstarrte Körperhaltung für den andauernden Moment aufgelöst werden.

Wie bei jeder verkrampften Muskulatur ist auch beim depressiven Menschen die Muskulatur empfindsam für Druck, der von außen kommt. Auf den innerlichen Druck, den »Kopf über Wasser« zu halten, kann mit einem Druck (Massagedruck) von außen nicht geantwortet werden.

Nach meinen Erfahrungen sind alle Massageabfolgen, welche die Schwere des Körpers lösen, sowie haltende Griffe wie die Umarmung hilfreich.

Zu den in den Kapiteln 7.11 und 7.12 beschriebenen ergänzenden Techniken empfehle ich die folgenden Anwendungen, die ich in einer gesonderten Fortbildung »Massage bei Depression und anderen psychosomatischen Beschwerden« anbiete:

- leichtes Wiegen des Oberkörpers
- fließende Massagekreise auf dem Kreuzbein
- Flankenöffnung, eine Massagebewegung, welche die Flanke weit und wiederholt öffnet
- den Fuß halten
- die Handgelenke öffnen
- die »Umarmung« im Nacken
- den Kopf halten
- das Schlüsselbein öffnen

10.1.4 Technik von außen

Vorgespräch: Wie gestalte ich mein Vorgespräch?

Das Vorgespräch dient dazu, dem erkrankten Menschen das Gefühl zu vermitteln, dass wir ihn ohne Bewertung so annehmen, wie er ist, dass wir ihn dort antreffen, wo er sich gerade mental, körperlich und seelisch befindet. In der Akzeptanz wird auch eine Wertschätzung für das schwere Schicksal, ohne eine zusätzliche Belastung mit unnötigem Mitleid, vermittelt. Damit ist eine Grundlage geschaffen, mit der Klientin an ihrer emotionalen Kompetenz zu arbeiten.

Um ein Bild vom aktuellen Zustand zu erhalten, müssen wir uns ehrlich interessieren, von der Welt des Klienten möglichst viel zu erfahren, wobei dieses Interesse weniger die Krankheitsverlaufsgeschichte als vielmehr die aktuell wahrnehmbare körperliche Verfassung meint: »Wie fühlt es sich gerade jetzt an? Wo im Körper können Sie gegebenenfalls die Depression jetzt wahrnehmen?« Das Ziel ist es, den Menschen in das Hier und Jetzt einzuladen, ihm die Möglichkeit zu geben, sich augenblicklich wahrzunehmen: »Wie ist es jetzt?« Dieses Hineinholen in den aktuellen Lebensmoment kann eine Anhaftung an die gelebte trübe Zeit verdrängen. In einer vertrauensvollen Umgebung ist die Angst, die derzeitige Befindlichkeit wahrzunehmen, möglicherweise nicht so stark.

Zum anderen hat die Fragestellung »Wie ist es jetzt« das Ziel, den Menschen aus der Grübelei zu holen. Und die Kunst ist es, ihn dazu zu bringen, sich dort möglichst lange aufzuhalten.

Sprachhygiene: Wortwahl – »Wie ist es jetzt?«

Die Wortwahl im Vorgespräch mit einem Menschen, der an einer Depression leidet, hat die gleiche wichtige Bedeutung wie im professionellen Umgang mit allen anderen Klienten. Dennoch ist unbedingt zu vermeiden, eine emotionale Bewertung in die Sprache einzufügen, wie z. B.: »Das geht vorbei«, oder Hoffnungen zu machen wie: »Nach der Behandlung geht es Ihnen besser«. Hier ist die sprachliche Herausforderung wie zuvor, den Menschen in den gelebten Augenblick zu holen: »Wie ist es jetzt?«

Das Gespräch muss kreativ und kurz gestaltet sein. Es sollte der Klientin die Chance geben, Beschreibungen zu finden, Bilder zu entwerfen oder Farben und Formen in sich zu entdecken, z. B.: »Gibt es in Ihrem Körper eine Stelle, die sich leicht, fließend, glatt oder gar farbig anfühlt?« oder »Könnte diese Stelle eine Form haben?« Dabei geht es nicht darum, eine Diagnose oder eine Erklärung für die Symptomatik zu finden. Das Ziel ist einzig und allein, der Klientin zu ermöglichen, für einen Moment eine andere Wahrnehmung als ihre Depression in sich zu entdecken.

Nachgespräch: Wie gestalte ich mein Nachgespräch?

Das Nachgespräch braucht Behutsamkeit und Wahrnehmung, um den Prozess der erlebten Befreiung von Schwere, Schmerz, Schuld, Hoffnungslosigkeit und Erschöpfung nicht zu stören. Ein Wiederbeleben der »alten Strukturen« wird vom Alltag gefordert werden, um des Überlebens willen.

Körperbild und Wahrnehmung

Was sehen wir? Unterschiedliche Körperbilder. So unterschiedlich, wie Menschen sind, skizziert die Depression die Körperhaltung. Dennoch, es gibt eine klare Wahrnehmung: die unveränderbare, starre, tiefe Körperhaltung, ein tiefes Nicht-loslassen-Können, keine Beweglichkeit in der Muskel- und Knochenstruktur. Manchmal kann man am Gang erkennen, dass der Mensch sehr konzentriert und angestrengt seine Schritte setzt.

Nach mehreren Massageerlebnissen mit der Psychoaktiven Massage ist die Haut durch diese Berührungen sensibilisiert. Viele berichten, auch in einer erneuten depressiven Phase, dass ihre Haut empfindsamer geworden ist und sie so etwas wie Schmetterlinge darunter spüren. Auch zwischen den Anwendungen können sie »etwas Empfindsameres« bemerken, selbst beim Anschauen eines Films oder beim Spazierengehen in der Natur. Das heißt, unsere Behandlung scheint die, wie die Psychiater sagen, »anhedonische Grundstörung« zu unterlaufen.

FAZIT

Die Depression ist eine seelische und körperliche Erkrankung, die das Immunsystem enorm fordert. Studien belegen, dass positive Bindungen, wertschätzender Umgang und heilsame Berührung einen beruhigenden regulierenden Einfluss auf das Immunsystem haben.

Es sind neue Denkprozesse erforderlich, um die Depression mit berührungsmedizinischen Methoden, wie z. B. in Form heilsamer Berührungen, zu behandeln, damit der Genesungsprozess hilfreich unterstützt werden kann.

10.2 Tumorerkrankungen

Tumorerkrankungen entfachen ein Leiden an Körper, Leib und Seele (Reichert 2015). Einige Patientinnen leiden nicht nur unter Schmerzen, sondern klagen über Unruhe, Angst und anhaltende Müdigkeit. Oft entsteht auch ein seelisches Trauma und es kann zu einem gestörten Körpergefühl kommen. Das Vertrauen in den bislang verlässlichen Körper zerbröckelt und zerbricht, je nach Schwere des Krankheitsverlaufs.

Bei einigen Krebserkrankten kann bereits vor der Diagnose, während der Therapie oder auch Monate oder Jahre danach ein Fatigue-Syndrom auftreten. Neben der körperlichen Schwäche fällt die Klientin zudem nicht selten in eine seelische Isolation, da sie an einem Lebenspunkt steht, den sie mit anderen aus ihrem persönlichen Umfeld nicht teilen kann. Auch Familienangehörige bauen manchmal zur Erkrankten eine seltsame körperliche Distanz auf, Berührungen in Form von Zärtlichkeiten werden reduziert. Der Tumor ist ein Feind, den es zu besiegen gilt.

In der kurativen Phase stehen die körperlichen Aspekte der Erkrankung im Vordergrund. Die klassische Physiotherapie ist in vielen Fällen notwendig und nützlich, z. B. in Form der Lymphdrainage. Den Befürchtungen, dass durch manuelle Manipulationen (wie z. B. durch eine Massage) Tumorzellen im Körper gestreut werden könnten, steht die Aussage des Krebsinformationsdienstes des Deutschen Krebsforschungszentrums entgegen, dass es hierfür keinen wissenschaftlichen Beleg gibt (Müller-Oerlinghausen und Kiebgis 2021). Die wissenschaftlichen Studien über die positive Wirksamkeit von therapeutischer Berührung belegen, dass sich gerade für strapazierte Patientinnen berührende Behandlungen positiv auswirken.

Wie im Eingangskapitel beschrieben, können auch bei Tumorerkrankungen folgende Symptome auftreten:

- chronische Schmerzen
- *Erschöpfungssyndrom nach Langzeit-Psychotherapie*
- *Fatigue-Syndrom*
- *Gedankenkarussell*
- *Gefühl von Einsamkeit mit einhergehender Berührungslosigkeit*
- *Schlafstörungen*
- *Sexualstörungen*
- *Magen-Darm-Probleme*

Nicht selten leiden Tumorpatientinnen im Krankheitsverlauf auch an einer Depression.

Ein weiteres Beispiel sind Patientinnen, die nach einer Brustamputation in unseren Praxen erscheinen und dort einen geschützten Raum finden. Die Wunde der entfernten Brust geht tiefer, als sie auf der Haut sichtbar ist. Die behutsame und liebevolle Berührung durch die Psychoaktive Massage bildet mit dieser Wunde wieder ein neues Ganzheitsgefühl. Zu Beginn wird dieser Prozess mit Traurigkeit, Abschied und mit Tränen begleitet, der sich mit jeder wiederholenden Massage in einen Prozess der Akzeptanz wandelt. Mit dem Einverständnis der Klientin können eingewebte Massageabfolgen um die Narbe herum unterdrückte Gefühle befreien und Erleichterung auslösen.

Der Weg in ein Leben ohne eine Brust ist für die Frau ein schwerer Weg, den sie durch Berührung würdevoll und gestärkt erlernen kann zu gehen und auch neu zu entdecken.

10.3 Fatigue

Der Begriff Fatigue stammt vom lateinischen »Fatigatio« und bedeutet chronische Müdigkeit. Bisher wurde dieses Ermüdungssyndrom vor allem mit einer Tumorerkrankung und ihrer Behandlung in Verbindung gebracht, wie wir es im vorigen Kapitel beschrieben haben.

Diese Form der Erschöpfung macht sich körperlich, seelisch und geistig bemerkbar und steht nicht in einem direkten Zusammenhang mit einer vorangegangenen körperlichen oder geistigen Anstrengung.

Fatigue beschreibt das Gefühl der Ermüdung, die durch Ruhephasen nicht wesentlich verbessert wird. Neben der körperlichen Schwäche fühlen sich Fatigue-Betroffene unter Umständen auch niedergeschlagen, antriebs- und energielos und klagen über kognitive Einschränkungen. Betroffene leiden unter der erheblichen Minderung von körperlicher und seelischer Lebensqualität.

Eine weitere Variante ist die chronische Fatigue, bei der sich mehrere Ursachen gegenseitig verstärken können.

Unter Bezug auf die Deutsche Fatigue Gesellschaft (2022) können unter anderem folgende Ursachen von Fatigue diskutiert werden:

- Anämie
- chronische Infekte
- chronische Schlafstörungen
- Gewichtsverlust
- Hormonstörungen
- Mangelernährung
- Muskelabbau und mangelnde Bewegung
- psychische Belastung: Angst, Depression, Stress
- Sepsis
- soziale Belastung: fehlende Unterstützung und finanzielle Sorgen
- Tumorerkrankung
- Tumortherapie (Chemotherapie, Strahlentherapie, Immuntherapie, Operation)

Betroffene, bei denen gleichzeitig mehrere Ursachen die Symptomatik auslösen, gelangen unter Umständen in einen Teufelskreis von körperlichem Schmerzen und seelischem Leid. Jede fürsorgliche und liebevolle Zuwendung hilft, den Menschen zu stärken und diese belastende Lebensphase zu durchstehen.

10.4 Long COVID

Selbst nach einem milden Verlauf von COVID-19 können Symptome von postviraler Fatigue auftreten. Erste Studien zeigen, dass das Immunsystem nach dieser Infektion noch nicht wieder zur Ruhe gekommen ist. Patientinnen, die sehr schwer betroffen sind, müssen fachärztlich betreut werden. Wenn die Symptomatik länger als sechs Monate anhält, sprechen Mediziner vom chronischen Fatigue-Syndrom.

Zu den Behandlungsmöglichkeiten zählen Ruhe und Entspannung, Vermeidung von Anstrengungen, Einhaltung eines festen Tag-Nacht-Rhythmus, gesunde Ernährung und Entspannungstechniken wie Meditation und Atemtechniken. Die viel zitierte »Pacing-Strategie« (engl. pace, Geschwindigkeit) soll den Betroffenen helfen, das Tempo im Alltag zu kontrollieren und einfühlsamer mit den eigenen Einschränkungen umzugehen.

Die Initiative der Professorin für Biologische Psychologie an der Fakultät für Humanwissenschaften, Merle Fairhust, die seit Beginn der COVID-19-Pandemie die Auswirkungen des Lockdowns auf das Wohlbefinden im Rahmen einer fortlaufenden Studie erforscht (IASAT 2022), ermöglichte die Thematik »Soziale Distanzierung und Berührung« auf der 4. Tagung der Online-Reihe »Social Bridges« (Universität der Bundeswehr 2021). Internationale Experten aus zwölf Forschungsinstituten schilderten ihre Beobachtungen zu den pandemiebedingten Veränderungen, die unser Kommunikationsverhalten und die Weltwahrnehmung beeinflussen. Daraus werden wir neue Erkenntnisse zur Behandlung von Long-COVID-Betroffenen ziehen und umsetzen können.

In einem BIH-Podcast »Aus Forschung wird Gesundheit« aus dem Berlin Institute of Health in der Charité sagt Professorin Carmen Scheibenbogen, dass bei Long-COVID-Patienten das Virus im Körper nicht mehr aktiv ist. Die Beschwerden resultieren bei den meisten betroffenen Menschen aus einem geschwächten Immunsystem (BIH 2022).

Die Psychoneuroimmunologie, wie in Kapitel 2.2 beschrieben, kann eindeutig belegen: Nähe, wertschätzende und achtsame Zuwendung sowie positive Begegnungen und Berührungen haben einen günstigen Einfluss auf unser Immunsystem.

FAZIT

Mithilfe der Psychoaktiven Massage kann die defizitäre Lebensqualität bei vielen Erkrankungen und Belastungen verbessert werden. Sie verschafft Betroffenen für Momente eine Erholung von der nervenbelastenden Ermüdung und lässt sie in eine tiefe und entspannende Berührungsreise absinken. Die wiederholte therapeutische Berührung kann vermutlich die benötigte Rekonvaleszenzzeit für eine schrittweise Wiederherstellung der Gesundheit verkürzen.

11 Berührungsmedizin

Dieses Kapitel projiziert die berührungsmedizinische ärztliche und pflegerische Betreuung. Wir hoffen, damit den Blick auf eine ganzheitliche Versorgung zu öffnen, in der die notwendige »psychische Pflege« ein sicherer und fester Bestandteil psychophysischer Behandlungskonzepte darstellt.

SUSANNE CARLA JOOS

11.1 Berührung in der professionellen Pflegearbeit

Meine 35-jährige Erfahrung als professionelle Pflegekraft lehrte mich, dass »achtsame« Berührung ein wichtiges und wirksames Werkzeug meines beruflichen Tuns ist.

Ich habe oft erlebt, wie zugewandtes und absichtsloses Berühren auf Basis affektiver Qualität bei kranken Menschen ausschließlich positive körperliche und seelisch-emotionale Reaktionen ausgelöst hat und wie sich diese im Verlauf unterstützend auf ihren Gesundungsweg ausgewirkten.

FALLBEISPIEL

Bei einem neugeborenen Jungen mit massiver Schädigung des Gehirns und palliativer Situation stabilisierten sich langsam, aber stetig, seine spontane Atmung und sein Puls durch tagelange psychoaktive Berührungssequenzen nach Entfernung der maschinellen Beatmung. Ein bewegender Moment, denn Mutter und Kind bekamen so geschenkte Tage, sich in enger Verbundenheit voneinander zu verabschieden.

Oder die junge Mutter, die ihr aufgrund eines erblichen genetischen Defektes schwer spastisches und muskulär starres Kind über viele Wochen nach der Geburt nicht in den Arm nehmen konnte. Über die anfänglich scheue Art der Berührung der Fußsohlen hatte sie mehr und mehr Zugang zu ihrem kleinen Sohn bekommen. Sie sah, dass sich durch ihre Hände die Muskulatur ihres Kindes lockerte und Arme und Beine sich entspannt zur Seite legten. Es gelang ihr mit wiederholten affektiven Berührungssequenzen, ihren Sohn loszulassen und so schließlich in ihren Armen für immer einschlafen zu lassen.

> Ich durfte Menschen berühren, die im Sterben lagen. Einige von ihnen waren voller Angst und Unruhe und konnten durch die sanften und langsamen Ausstreichungen eine friedliche innere Ruhe finden. Viele von ihnen äußerten sich wohlig überrascht und mit einem Lächeln auf den Lippen.
>
> Ich habe Patienten im Rahmen einer ganzheitlichen, interdisziplinären Schmerztherapie psychoaktiv massiert, Patienten, die über etliche Monate, mitunter auch Jahre an chronischen Schmerzen litten. Viele chronische Schmerzpatienten sind mit Schmerzmitteln ausgereizt. Sie berichteten, dass sich, durch die Stimulation der C-taktilen Nervenfasern und die Ausschüttung von Oxytocin, nach der Behandlung ein wohliges Gefühl über ihren Körper legte und sie sich wieder in ihrer Ganzheit spürten. Muskuläre Anspannungen und Verkrampfungen lösten sich und ihre Schmerzwahrnehmung veränderte sich positiv. Sie schilderten mir eine unerwartete Schmerzfreiheit über viele Stunden, bei manchen über Tage, und dies oftmals bereits nach der ersten Anwendung.

Ungeborene Kinder entwickeln ihren Tastsinn vor allen anderen Sinnen bereits in der frühen Schwangerschaft. Das ist wichtig, denn wie die Psychoneuroimmunologie aufzeigt, haben die sanften, ruhigen und wellenartigen Reize der Gebärmutter eine gesunde Auswirkung auf das Gedeihen und Wachsen des Kindes im Mutterleib. Diese prägen und konditionieren bereits hier seine Wahrnehmung über die Haut. Es ist schon etwas sehr Besonderes, dass über den Lauf unseres Lebens der Tastsinn niemals abhandenkommt und wir bis ins hohe Alter Berührungsreize intensiv wahrnehmen können. Im Vergleich zu allen anderen Sinnen bleibt auch dem alten Menschen der Tastsinn als sein wichtigstes Instrument im Kontakt zu seinen anderen mehr und mehr schwindenden Sinnen voll erhalten. Der Tastsinn kann die Brücke zur Außenwelt sein, wenn dies durch die Schwächung anderer Sinne mehr und mehr verblasst.

Berührungen bezeugen die Beziehungsqualität

In der professionellen Pflege haben wir stets Körperkontakt zu den uns anvertrauten Patienten. Durch diesen Körperkontakt entsteht eine persönliche, intime Beziehung, auch wenn dies so eigentlich nicht gewollt oder gewusst wird. Die Wirksamkeit dieser professionellen Berührung ist dabei abhängig von sozialer Kompetenz, persönlicher Reife und situativen Bedingungen beider Beteiligter (Fox 2022).

Dolores Krieger, Professorin für Krankenpflege an der Universität von New York, war Anfang der 1970er-Jahre bereits der Ansicht, dass die Definition der professionellen Pflege lediglich auf die Unterstützung der pflegebedürftigen Menschen bei den Aktivitäten des täglichen Lebens und die Ausgabe von Medikamenten reduziert würde. Sie vertrat die Meinung, dass die »Krankenpflege« deutlich mehr ist: Nämlich einerseits Menschen bei deren Genesung zu unterstützen und andererseits Beiträge zur Gesundheitsförderung zu leisten (Krieger 2004).

Viele Pflegemodelle beleuchten das Thema Berührung unter verschiedenen Aspekten und geben diesen in der professionellen Arbeit am kranken Menschen eine feste

Definition. In der Literatur der professionellen Pflege werden überwiegend zwei Berührungsformen unterschieden: die funktionalen und die affektiven Berührungen.

Die *funktionsbezogenen Berührungen*, »working touch«, oder auch instrumentelle Berührungen sind rein pflegerische Tätigkeiten (Müller-Oerlinghausen et al. 2007), z. B. Waschen, Ankleiden, Mobilisieren, Lagern im Bett oder Medikamente verabreichen. *Affektive Berührungen*, »emotionale Berührungen«, benennen alle Berührungen, die Zuneigung und Fürsorge für einen Erkrankten ausdrücken. Diese Berührungen erfolgen oft spontan und sind klar von den funktionsbezogenen Handlungen abgekoppelt. Sie vermitteln Meinungen, Haltungen und Emotionen und sind Teil einer nonverbalen Kommunikation (Tauch 2012).

Berührung ist für ein gesundes Leben essenziell. Wir kennen die physiologischen Vorgänge und die chemischen Prozesse im Gehirn, die Wirkung der Botenstoffe Dopamin und Oxytocin. Diese »Glückshormone« eröffnen uns eine wichtige Basis für eine gute »Pflege«-Beziehung, da wir uns durch diese auf Nähe und Zuwendung einlassen können. Zugleich mobilisieren diese wirksamen Botenstoffe sowohl bei den Patientinnen wie auch bei den Pflegerinnen die Selbstheilungskräfte und das Immunsystem (Fox 2022).

Berührung schafft Begegnung

Berührung löst eine Resonanz aus, welche in den Patienten sowie in den Pflegenden schwingt, ausgelöst durch achtsames, bewusstes Berühren und Anfassen!

Berührung, die elementarste Form der nonverbalen Kommunikation

Berührungen wirken ebenso als analoge und nonverbale Kommunikation auf die Qualität der Beziehung. Sie informieren darüber, wie viel Sicherheit und Geborgenheit diese Beziehung verspricht.

Berührung schafft Vertrauen

Achtsame, positive Berührung in der professionellen Pflege schafft Vertrauen und stärkt dadurch die Kooperationsbereitschaft. Für uns Pflegende sind unsere Hände unser verlängertes Herz und das »Berühren ist ein Reden mit den Händen«; sie sind unser wichtigstes Werkzeug in der Beziehung zu unseren Patientinnen (Helmbold 2007).

Initialberührung

Die Initialberührung ist eine besonders geeignete Art der Kontaktaufnahme in der Pflegebeziehung. Hierbei handelt es sich um die bewusste, klare, konkrete Kontaktaufnahme über den Körper. Sie stellt eine Art Ankündigung dar, dass die Pflegende den Menschen berühren wird, z. B. über eine Berührung an der Hand oder an der Schulter, bevor eine Pflegetätigkeit beginnt und nachdem sie endet. Länger verweilende, flächige Berührungen (Initialberührungen) vermitteln Ruhe und Sicherheit und die Möglichkeit, die Patientin mitzunehmen.

Unangenehme Berührungen
Als unangenehm werden punktuelle, hastige und oberflächliche Berührungen empfunden. Zudem erschrecken pflegebedürftige Menschen bei Berührungen, die ohne Vorwarnung bzw. Ankündigung und ohne ersichtlichen Grund oder Systematik erfolgen. Oft fühlt sich vor allem die »ausgelieferte« Patientin bedrängt, wenn sie durch mehr als eine Person gleichzeitig berührt wird.

Warum ist »Berührt-Werden« in der Pflege so wichtig?
Berührung in der Pflegebeziehung ist wichtig, weil diese Trost spendet, beruhigend wirkt, Mut macht und der Kranken das Gefühl vermittelt, nicht allein zu sein (Müller-Oerlinghausen et al. 2022). Wir sollten uns bewusst machen, dass wir durch ein ganz simples und einfaches Instrument – unsere Hände – Vertrautheit, Vertrauen, Zuwendung und Wertschätzung vermitteln. Wir sind in jedem Moment unseres Tuns präsent, um nicht den Moment zu verpassen, wenn sich das »innere Wesen« unseres Gegenübers zeigt. Wenn wir uns vor Augen halten, welche Berührungen als angenehm oder unangenehm empfunden werden und wir uns danach richten, wird deutlich, dass dies die Erlaubnis sein kann, in den persönlichen Raum des anderen eintreten zu dürfen. Wir können somit auf nonverbaler Ebene kommunizieren und empathisch emotionale Botschaften austauschen. Die Berührung selbst sowie das Berührt-Sein durch den Moment lösen sowohl in den Patienten als auch in uns Pflegenden eine Resonanz aus. Veränderung in der Mimik und Körperspannung, Puls und Blutdruck senken sich, die Atmung wird ruhiger und tiefer – auf beiden Seiten. Wenn wir uns bewusst machen, welche »heilenden« und gesundenden Auswirkungen Berührungen durch unsere Hände haben, wenn sie gepaart sind mit einer achtsamen und positiv zugewandten Haltung, fühlt sich nicht nur die Patientin entspannt, umsorgt und ernst genommen, auch wir Pflegenden bekommen Energie und fühlen uns durch unser Tun befriedigt und erfüllter.

In meinen Seminaren und Workshops zu Komplementären Pflegemethoden erfahren pflegende Kolleginnen und Kollegen gegenseitig, wie sich achtsame Berührungen anfühlen, und wie eine tiefe innere Zufriedenheit ausgelöst wird, wenn sie gepaart sind mit einer von Respekt und Liebe erfüllten Haltung. Mit einem Gefühl, umhüllt, getragen und wahrgenommen zu sein, wurde ihnen deutlich, welch »heilsames« Potenzial sie in ihren Händen tragen.

Wir können die aktuellen Entwicklungen im Gesundheitswesen, wie fehlendes Personal oder den Rückgang der Attraktivität des Pflegeberufs, nicht aufhalten, dennoch können wir dem etwas Zukunftweisendes entgegensetzten – die Kraft der sanften Berührung.

FAZIT

Die zu Beginn dieses Kapitels aufgeführten Fallbeispiele zeigen, dass zeitintensive affektive Berührungssequenzen und Psychoaktive Massagen in der Begleitung kranker Menschen einen erweiterten therapeutischen Raum ermöglichen, welche so in der täglichen Pflegearbeit aber nicht umsetzbar sind. Wenn wir Pflegekräfte uns jedoch bewusst machen, welche heilsamen Auswirkungen affektive, emotionale Berührungen haben, und es uns gelingt, diese zeitlich begrenzt und selbstverständlich in die funktionalen Tätigkeiten unseres Pflegealltags einfließen zu lassen, haben wir ein therapeutisches Instrument an der Hand, das den Genesungsweg unserer Patienten wirkungsvoll unterstützten wird. Gleichzeitig können wir, trotz fehlender Zeit und Personal, wieder zu einem befriedigenden, sinnbehafteten Pflegeberuf zurückfinden.

MICHAELA MARIA ARNOLD

11.2 In der ärztlichen Versorgung I

Bei der Auseinandersetzung mit Berührung innerhalb der ärztlichen Versorgung finde ich es sinnvoll, sich auch mit dem Berufsalltag von Ärztinnen zu befassen. In Deutschland betreiben wir eine hochtechnisierte, spezialisierte Medizin, die in ihren rationalisierten und bürokratisierten Abläufen den Blick auf den individuellen Menschen zu verlieren scheint. Diese Situation wird zunehmend als unbefriedigend wahrgenommen, sowohl von Patientinnen als auch von der Ärzteschaft selbst.

Meiner Meinung nach bedarf es daher einer Rückbesinnung auf grundlegende Werte im Sinne einer menschlicheren Medizin. Das Thema Berührung ist dabei von großer Bedeutung. Egal, ob es sich um Schmerzlinderung, Angstlösung oder allgemeine Vitalitätssteigerung handelt; Berührung kann von Beginn des Lebens (Neonatologie) bis zu dessen Ende (Geriatrie, Palliativmedizin) therapeutisch genutzt werden. Bei bewusster und empathischer Ausführung trägt sie zudem zu einer verbesserten Arzt-Patient-Beziehung bei, was sich wiederum wesentlich auf den Behandlungserfolg auswirkt.

Ärztlicherseits sind diese Möglichkeiten wenig bekannt und werden daher kaum selbst eingesetzt. Berührungsintensive Behandlungen werden allenfalls an andere Berufsgruppen (Pflege oder Physiotherapie) delegiert. Das liegt nicht nur an dem überarbeiteten Alltag, sondern schon an der ärztlichen Ausbildung. Weder das umfassende Medizinstudium noch eine der vielen Fach-Weiterbildungen befasst sich mit Berührung im therapeutischen Kontext. Manuelle Fähigkeiten werden in der Regel nur zu diagnostischen Zwecken sowie in der Anwendung von Medizintechnik geschult. Es fehlt das Bewusstsein, dass Berührung an sich als ärztliches Therapeutikum genutzt werden kann.

Hätte ich vor dem Medizinstudium nicht schon jahrelange, positive Berufserfahrung als staatlich anerkannte Masseurin gesammelt, wäre mir persönlich diese Erkenntnis vielleicht auch verwehrt geblieben. Umso erfreulicher finde ich heute das breite Spektrum, das mir der Einsatz von therapeutischer Berührung auch als Ärztin ermöglicht.

In meiner eigenen Praxis verfolge ich daher eine ganzheitliche Herangehensweise, die Berührungsmedizin zum Schwerpunkt hat. Es kommen Menschen mit chronischen Schmerzen, psychosomatischen Beschwerden und psychischen Erkrankungen zur Behandlung, die sich häufig von der konventionellen Medizin enttäuscht fühlen. Das kommt daher, dass unser Gesundheitssystem noch in dem veralteten Prinzip einer »Reparaturmedizin« verhaftet ist. Diese ist für den Bereich der Akutmedizin durchaus hilfreich und sinnvoll, bietet aber keine Lösung für das weite Feld der chronischen Leiden unserer heutigen Gesellschaft.

Berührungsmedizin kann meiner Meinung nach Teil dieser Lösung sein. Denn ich bin der Überzeugung, dass beide Seiten von bewusst eingesetzter Berührung profitieren können: sowohl Patientinnen, deren Wohlbefinden gesteigert und Genesung gefördert werden kann, als auch Ärztinnen, die dadurch einen neuen Zugang zu beruflicher Zufriedenheit und Sinnhaftigkeit finden können.

GAYANEH AVANES AVAKIAN

11.3 In der ärztlichen Versorgung II

Während des Studiums der Humanmedizin sammelt eine Studentin in diversen Praktika Erfahrungen des klinischen Alltags: vom Pflegepraktikum zu Beginn des Studiums bis hin zur Stationsarbeit oder der Patientenversorgung in Funktionsbereichen, wie beispielsweise dem OP.

Die verschiedenen Bereiche stellen ganz unterschiedliche Herausforderungen an das Personal und im Umgang mit den Patienten. Allen gemeinsam ist jedoch, dass die Patientin zu jeder Zeit gesehen, ernst genommen und respektvoll behandelt werden möchte.

Der bekannte Zeitdruck und das erhöhte Arbeitsaufkommen in Kliniken begrenzen oftmals die Zeit, die man bei der Patientin verbringen kann. Dennoch ist ein achtsamer Umgang notwendig, damit eine vertrauensvolle Arzt-Patient-Beziehung aufgebaut werden kann. Berührungen spielen hierbei eine große Rolle. Nun haben wir in diesem Lehrbuch erfahren, was Berührung in jedem einzelnen Körper auslöst und was dies für die Beziehungsgestaltung bedeutet. Sogenannte Transaktionsberührungen gibt es im ärztlichen Alltag, analog zur pflegerischen Tätigkeit, ebenfalls zur Genüge. Was macht nun den entscheidenden Unterschied aus, wenn ich bei einer Patientin vier Minuten Zeit habe, um eine Blutabnahme vorzunehmen, damit es sowohl mir als auch ihr trotz der Kürze der Zeit gut geht?

Schauen wir noch einmal genauer in einen gesonderten Fachbereich. In meiner Zeit als Assistenzärztin in der Anästhesie und Intensivmedizin durfte ich die Erfahrung sammeln, verschiedenste Narkosen durchzuführen, Menschen in Notfallsituationen zu begleiten sowie auf der Intensivstation zu betreuen. Allen Begebenheiten gemeinsam ist, dass die Menschen sich in einer Ausnahmesituation befinden. Durchlaufen sie eine Narkose, so vertrauen sie ihr Leben fremden Menschen an, die auf sie achtgeben, damit sie die OP gut überstehen. Liegen sie auf der Intensivstation, sind sie sämtlichen Reizen ausgesetzt: der Geräuschkulisse der Geräte um sie herum, den Pflegerinnen und Ärztinnen, die nach ihnen schauen, sie untersuchen, sich unterhalten, dem Reinigungspersonal und den Mitpatientinnen. Zusätzlich haben sie unter Umständen Schmerzen, erleben sich selbst in einer Hilfsbedürftigkeit und sorgen sich um den Verlauf ihrer Erkrankung. In diesen Grenzsituationen konnte ich erleben, welche Auswirkungen Zuwendung und Berührung auf die Patientinnen hatten. Ein gutes Gespräch kann viel bewirken. Verknüpfen wir dieses beruhigende Gespräch jedoch zusätzlich mit einer kurzen Berührung, so spürt der Mensch die Fürsorge auf einer tieferen, ursprünglicheren Ebene.

Renate Neitzert (2022) beschreibt in ihrem Kapitel »Psychosoziale Betreuung und therapeutische Kommunikation in der Anästhesie« sehr anschaulich, wie wichtig hierbei die Gestaltung der Kommunikation ist. Stellen wir uns nun einmal folgende Situation vor: Die Patientin wurde von der Station in den OP-Bereich gebracht, von der Anästhesie-Pflegekraft begrüßt, befragt, bis in den Narkosevorbereitungsraum begleitet und zur Überwachung mit dem notwendigen Monitoring versorgt. Die Anästhesistin kommt hinzu, begrüßt die Patientin und bespricht alles Wesentliche mit der Pflegekraft, um mit der Narkose zu beginnen. Alles ist der Patientin fremd, die Geräusche, die Gerüche, die Unterlage ist recht hart, womöglich wirkt zusätzlich die Beruhigungstablette, welche die Sinne eintrübt. Die Nervosität steigt. Diese Anspannung lässt sich ebenfalls an den Werten (Blutdruck, Puls) am Monitor beobachten. In dieser Situation ist ein menschlicher, liebevoller und gleichzeitig klarer und authentischer Umgang essenziell für das Sicherheitsgefühl der Patientin. Immer wieder war es eindrücklich zu beobachten, wie dieser menschliche Umgang seitens des Anästhesieteams (der Anästhesie-Pflege und der Anästhesistinnen), welche verbunden war mit einer Berührung, beispielsweise durch eine haltende oder aufgelegte Hand auf den Arm der Patientin, eine Reduktion der Stressreaktion bewirkte. Körperreaktionen beruhigen sich (Atmung, Puls, Blutdruck), der Sympathikus fährt herunter, es werden weniger Stresshormone ausgeschüttet. Hat die Narkoseeinleitung in dieser ruhigen Atmosphäre stattgefunden, die der Patientin Sicherheit vermittelte, so gestalteten sich der Verlauf der Narkose sowie der Aufwachprozess insgesamt komplikationsloser.

Diese kurzen Zuwendungen lassen sich genauso auf Situationen auf der Normal- oder Intensivstation übertragen, indem ich mich beispielsweise bei einer Blutabnahme mit meiner gesamten Aufmerksamkeit der Patientin widme. Während ich die Gebrauchsmaterialien vorbereite, signalisiere ich ihr sowohl körpersprachlich als auch verbal, dass ich in diesem Moment für sie da bin. Ich gehe immer wieder in den Augenkontakt, desinfiziere die Haut für die Blutabnahme und lege dabei kurzzeitig beruhigend meine Hand an den Oberarm des Patientin, während ich mich weiter mit ihr unterhalte.

Bei den beschriebenen Situationen handelt es sich oftmals nur um Augenblicke von wenigen Minuten, gar Sekunden. Die Erfahrungen aus der Praxis bestätigen immer wieder, dass es um die Qualität und die Gestaltung des Kontaktes geht. Dabei spielt die knappe Zeit in diesen Momenten der Wertschätzung keine Rolle mehr.

12 Forschung

12.1 Wissenschaftliche Studien zur Wirkung Psychoaktiver Massagen insbesondere bei psychiatrischen Indikationen

Auch wenn viele Menschen regelmäßig zur Thai-Massage gehen, so leben wir doch in einer Zeit der »evidenzbasierten« Medizin. Das bedeutet: Ohne die publizierten Ergebnisse sorgfältig durchgeführter, internationalen Forschungskriterien gehorchender Studien wird sich eine heilsame Berührungsmethode, auch wenn sie offensichtlich vielen Menschen gesundheitlichen Nutzen gebracht hat, nicht durchsetzen können. Sie wird nicht im deutschen Heilmittelkatalog gelistet und damit von den Krankenkassen nicht erstattet werden. Sie wird auch von Wissenschaftsjournalisten, Ärzteblättern etc. nicht positiv beurteilt werden. Im schlimmsten Fall wird sie dem Bereich der »Wellness« oder gar des Esoterischen zugeordnet werden.

12.2 Methodische Anforderungen an moderne Massagestudien

Für die Durchführung klinischer Studien an gesunden Versuchspersonen und insbesondere Patienten gelten international eine Vielzahl komplizierter Regeln, die gerade im Bereich der Massage oft nur schwer umsetzbar erscheinen. So können die Teilnehmerinnen an einer kontrollierten Studie, in der z. B. die Wirksamkeit einer Massagebehandlung gegenüber einer Vergleichsbedingung untersucht und statistisch ausgewertet werden soll, nicht, wie es bei einer Medikamentenstudie der Fall wäre, »verblindet« werden. Wer als Studienteilnehmer eine Massage bekommen hat, weiß dies natürlich. Auch die Therapeutin weiß, was sie jeweils an der Probandin, also an der Studienteilnehmerin, gemacht hat. Damit kann gegebenenfalls ein Bewertungs-»Bias« entstehen und bewusst oder unbewusst zu einer falschen, beispielsweise einer zu positiven Einschätzung der Massagewirkung führen.

Neue Medikamente werden oft gegenüber einem »Placebo« getestet. Aber eine »Placebomassage« ist nur schwer darstellbar. Man wird also eventuell für die Untersuchung z. B. der antidepressiven Wirksamkeit einer PAM die Vergleichsgruppe mit einer traditionellen Schwedischen Massage behandeln oder mit einer Pseudomassage (engl. sham), bei der etwa nur kurze Druckimpulse über den ganzen Körper verteilt angewandt werden, oder mit einer psychologischen Entspannungstechnik, die aber keine körperliche Berührung beinhaltet. In manchen Studien werden die nach einem Zufallsprinzip der Vergleichsgruppe zugeordneten Probanden einer »Warteliste« zugeteilt oder aufgefordert, sich ein (angeblich) »relaxierendes« Video anzuschauen.

Je nachdem, wie stark wir den Einfluss der individuellen Persönlichkeit der Masseurin auf das Experimentalergebnis einschätzen, müssen wir dafür sorgen, dass dieser potenzielle Verzerrungsfaktor durch eine geeignete Versuchsanordnung ausgeglichen wird. Dies kann z. B. dadurch realisiert werden, dass die gleichen Therapeutinnen bei den Probanden der »Verum«-Gruppe und denen der Vergleichsgruppe tätig werden.

Wer mehr über diese methodischen Aspekte erfahren möchte, den verweisen wir auf das umfangreiche Handbuch von Trish Dryden und Christopher A. Moyer (2012), auf das schon erwähnte Massage-Lehrbuch von Bernhard Reichert (2015) sowie auf den aktuellen Artikel von Bruno Müller-Oerlinghausen und Michael Eggart (2020).

12.3 Ausgewählte Studienergebnisse

Unser eigenes Interesse gilt, wie die vorangegangenen Kapitel zeigen, insbesondere dem möglichen heilsamen Einfluss der PAM und anderer Psychoaktiver Massagen bei Menschen mit psychischen Störungen bzw. Beschwerden.

Eine systematische Übersicht über die Ergebnisse methodisch akzeptabler kontrollierter Studien haben Baumgart et al. (2011) veröffentlicht. Die summierten Ergebnisse von 22 selektierten aus 90 erfassten Studien sprechen für eine eindeutige antidepressive und auch anxiolytische Wirksamkeit von Massagen der verschiedensten Art. Über die mögliche Langzeitwirksamkeit können leider mangels Studien kaum Aussagen gemacht werden.

Eine größere Zahl der ausgewerteten Studien stammt aus der bekannten Forschungsgruppe von Tiffany Field, der seinerzeitigen Direktorin des Touch Research Institute in Miami (USA). Sie gründete 1992 das Touch Research Institut an der Universität von Miami (USA) (Field 2001). Die Ergebnisse der ersten deutschen kontrollierten Studie zur Wirksamkeit der Slow Stroke® Massage bei stationären depressiven Patienteninnen wurden von Müller-Oerlinghausen et al. (2004) publiziert und fanden eine starke Resonanz. Zu Einzelheiten dieser und anderer Studien sei noch einmal auf die Veröffentlichung von Müller-Oerlinghausen und Kiebgis (2018) verwiesen.

Inzwischen sind auch neuere deutsche Studien zur psychischen Wirksamkeit zweier Psychoaktiver Massagen veröffentlicht worden: Die Physiotherapeutin Sabine Baumgart konnte positive und lang anhaltende Effekte der von Baumgart und Blum entwickelten »Psychoregulativen Massage« bei Frauen mit psychosomatischen Rückenschmerzen sehr eindrucksvoll demonstrieren (Baumgart et al. 2020). Zum anderen hat die Ärztin und Masseurin Michaela Maria Arnold an ambulanten depressiven Patienten den stärkeren antidepressiven Effekt der von ihr entwickelten »effects of psychoactive massage« im Vergleich zu einer weitverbreiteten Entspannungstechnik, der Progressiven Muskelrelaxation, klar demonstrieren können (Arnold et al. 2020). Letztere Arbeit stellt auch methodisch einen besonderen Fortschritt dar, da sie neben den quantitativen Versuchsergebnissen auch qualitative Daten liefert, die von Dryden und Moyer (2012) wie auch von Müller-Oerlinghausen und Eggart (2020) als ebenso wichtig wie die quantitativen Parameter im Rahmen zukünftiger Forschung gefordert werden.

Unter qualitativen Daten verstehen Massageforscher z. B. wissenschaftlich auswertbare Originalaussagen der mit Massage behandelten Patienten über ihre Gedanken und Gefühle vor, während und nach einer Behandlung. Um ein Beispiel zu geben: Das zeitweise Verschwinden der quälenden, unaufhörlich kreisenden, typisch depressiven Gedanken, das wir und z. B. auch Michaela Arnold beobachtet haben, ist bislang in der wissenschaftlichen Literatur noch nie beschrieben und interpretiert worden.

12.4 Wirkungen einer Psychoaktiven Massage nach GMK® bei »gesunden« Probanden: eine naturalistische Studie

Wir selbst haben eine naturalistische Studie durchgeführt, die speziell den Wirkungen unserer eigenen Massagetechnik bei gesunden Probanden einer normalen Massagepraxis galt (Kiebgis et al. 2018). Wir setzten zur Messung von Kurz- und Langzeiteffekten speziell konstruierte Fragebögen und visuelle Analogskalen ein. Es handelt sich um eine offene einarmige Versuchsanordnung mit drei sukzessiven Messzeitpunkten. Die Auswertung der Basisdaten zeigte, dass die Probandengruppe einen höheren Frauenanteil und mehr psychosomatische Beschwerden aufwies als die deutsche Normalbevölkerung. Unmittelbar nach der Massage wurde ein signifikant erhöhtes allgemeines Wohlgefühl im Vergleich zum 14 Tage zuvor erhobenen Ausgangsniveau angegeben, das nach weiteren 14 Tagen nicht mehr beobachtet wurde. Die von uns erfassten 13 Dimensionen psychophysischer Befindlichkeit zeigten mehrheitlich signifikante Verbesserungen, z. B. weniger Ängstlichkeit, weniger depressive Stimmungen und weniger myofaszialen Schmerz. Bei einem Drittel der Probanden wurden positive Effekte auch noch nach 14 Tagen dokumentiert, z. B. erhöhte körperliche Aufmerksamkeit und weniger Schlafstörungen (Arnold et al. 2020; Baumgart et al. 2011, 2020; Dryden und Moyer 2012; Kiebgis et al. 2018; Müller-Oerlinghausen und Eggart 2020; Müller-Oerlinghausen und Kiebgis 2018; Müller-Oerlinghausen et al. 2004; Reichert 2015).

FAZIT

Die Wirkungen und die klinische Wirksamkeit der vorstehend beschriebenen PAM GMK® sowie anderer Psychoaktiver Massagearten sollten auch weiterhin auf international akzeptablem, wissenschaftlichem Niveau und bei ver-

schiedenen, insbesondere auch psychiatrischen Indikationen untersucht werden.
Diese wissenschaftliche Anerkennung und ihre praktische Anwendung könnten die Empfehlung bei verschiedensten berührungsmedizinischen Indikationen hilfreich unterstützen.

13 Anhang

13.1 Klientenstimmen

Im Folgenden dürfen wir Rückmeldungen von Menschen wiedergeben, die eine Psychoaktive Massage erhielten. Einige davon, während eines Aufenthaltes in einer psychosomatischen Klinik.

13.1.1 Rückmeldung eines männlichen Klienten (erste Massage)

»Im Telefonat zur Terminabstimmung hatte ich Frau Kiebgis als sehr freundlich und offen empfunden. Für mich war es gut, dass die Anfahrt ca. 45 Minuten dauerte. So konnte ich meinen Kopf unterwegs gut leeren. Frau Kiebgis hat mich freundlich empfangen und die Atmosphäre war sehr angenehm. Anfangs war ich etwas aufgeregt, konnte mich aber schnell auf das ›Setting‹ einlassen. Die Massage/Berührungen waren sehr angenehm und wohltuend für mich. Was da mit mir passiert ist, kann ich nur schwer beschreiben. Es war, als würden bisher getrennte Bereiche in mir verbunden und gleichzeitig ein Weg in meine innere Mitte freigelegt. Während der Massage kamen mir drei innere Bilder. Alle waren positiv, entspannend und wohltuend. In eines dieser Bilder bin ich seither schon mehrfach zurückgekehrt. Nach der Massage fühlte ich mich ganz bei mir. So habe ich mich noch nie gefühlt. Dieser ›Schwebezustand‹ hielt noch lange am Folgetag bei mir an. Weiterhin fühle ich mich so, als wären Herz und Gehirn neu in Verbindung miteinander getreten. Ich bin sehr dankbar für diese Erfahrung. Das Honorar ist eine sehr gute Investition in meine Beziehung zu mir selbst. Eine Wiederholung der Massage halte ich für sehr wahrscheinlich.«

13.1.2 Rückmeldung einer weiblichen Klientin (erste Massage)

»Das Honorar für die Massage war jeden Cent wert! Mariell ist ein ganz sanfter Mensch, zu dem ich sofort Vertrauen fassen konnte. Während der ganzen Zeit der Massage lag ich komplett nackt da, hatte aber nicht einmal das Gefühl, ausgeliefert zu sein. Ich konnte mich total fallen lassen, ohne ins Bodenlose zu stürzen. Es begann wie ein leichter Sommerhauch, ganz zart. Stück für Stück nahm ich wahr, was alles zu meinem Körper gehört.

Da Selbstkritik und Selbstverurteilung Teil meines Lebens waren, habe ich es als sehr wertvoll begriffen, dass jemand so freundlich und liebevoll mit mir umgeht. Es war für mich ein großes Zeichen von Wertschätzung.

Ich muss zwar gestehen, dass mein Kopfweh nicht besser geworden ist, aber ich fühle mich bei Weitem nicht mehr so hibbelig und nervös. Es ist, als ob ich vorher in Einzelteilen gelebt hätte und jetzt zu einem Ganzen geworden bin. Meine Selbstannahme ist dadurch stark unterstützt worden. Diese liebevolle Berührung hat auch eine liebevolle Einstellung zu meinem Körper bewirkt. Ich fühle mich total geborgen und wunderschön in diesen Momenten (hält immer noch an ...).

Mein Puls hat sich beruhigt und ich bin eingetaucht in ganz viel Frieden und Wärme. Berührt zu werden am ganzen Körper hat etwas Weiches, Mütterliches in mir ausgelöst. Das Bedürfnis, einfach nur zu empfangen, wurde voll gestillt.

Diese Massage hat mir großes Selbstvertrauen in den eigenen Körper zurückgegeben und das Gefühl, ein wertvoller Mensch zu sein mit jeder Faser, die mich ausmacht. Ich bin dadurch komplett gestärkt worden und meine Wahrnehmung ist erheblich gesteigert. Da ich mich nach einer schweren Depression wieder richtig gut fühle, war diese Massage an diesem Punkt genau das Richtige für mich. Ich werde sie auf jeden Fall weiterempfehlen!«

13.1.3 Rückmeldung einer weiblichen Klientin (zweite Massage)

»Befinden vorher:

- Innere Unruhe.
- Aufregung, Angst vor dem, was geschieht, hervorgerufen durch die Erfahrungen aus der letzten Massage.
- Aufgrund des Bedürfnisses, ein hohes Maß an Zuwendung zu verspüren, ist Angst vor den emotionalen Reaktionen vorhanden (auch dies wieder hervorgerufen durch die letzte Massage).
- Leichte Übelkeit.
- Vorfreude.
- Freude über Zuwendung und Sehnsucht nach Entspannung.

Befinden während der Massage:

- Ich habe mich sehr gut aufgenommen gefühlt, starkes Gefühl von Vertrautheit zur Masseurin.
- Bereitschaft, kommen zu lassen, was da kommen mag.
- Große Aufmerksamkeit den Berührungen gegenüber.
- Genießen der Berührungen.

- Weinen beim Kontakt am Rücken, große Traurigkeit und Verzweiflung.
- Anschließend bei weiterem Kontakt am Rücken wohltuendes tiefes Durchatmen.
- Mehrfach ein Anflug von einem dicken Kloß im Hals, welche sich aber wieder auflösten, nicht zum Ausbruch kamen.
- Phasenweise Ausbreiten von tiefer Entspannung.
- Ab und zu Abdriften der Gedanken, jedoch konnte ich diese immer wieder schnell zurückholen.

Befinden nach der Massage:
- Unmittelbar danach tiefe Entspannung, Dankbarkeit, wohltuende Schwere im Körper.
- Die anschließende Entspannungszeit unterscheidet sich sehr von der ersten Massage: Damals habe ich eine tiefe Entspannung gefühlt, lang anhaltend. Diesmal verfloss die Entspannung sehr schnell und ich fühlte mich völlig erschöpft, kraftlos und vor allem müde.
- Stimmungstechnisch fühlte ich mich tief in einer Depression. Traurig, niedergeschlagen, völlig kraftlos, den Tränen nahe, teilnahmslos. Diese völlig andere Wahrnehmung liegt vielleicht in den Umständen meines Alltags begründet. Damals, während der Klinikzeit, bin ich in der fünften Woche meines Aufenthaltes zu Mariell. Ich war entspannt, sensibel mir gegenüber, ich hatte seit Wochen nur Verantwortung für mich selbst zu übernehmen. Nun komme ich aus meinem Alltag, der geprägt ist von Verantwortung meinen Kindern gegenüber, Arbeitsalltag, Familienalltag und dadurch bin ich, nach über sechs Wochen aus der Klinik zurück, wieder unentspannter und gestresster. Ich habe mir mit der Massage nur ›eine Insel‹ der Erholung geschaffen. Erschöpfung vs. Entspannung. Aber das ist nur eine Idee von mir. Die Erklärung fühlt sich für mich jedoch stimmig an.
- Am Abend der Massage bitterliches Weinen. Erst mit mir alleine, später habe ich den Kontakt (Umarmen, Festhalten) zu meinem Partner gesucht und dies hat das Weinen nochmal verstärkt. Ich verspürte unendliche Traurigkeit in mir.

Befinden einen Tag nach der Massage:
- Sehr guter Nachtschlaf.
- Ein Gefühl der Leichtigkeit war spürbar.
- Dankbarkeit.
- Zufriedenheit.
- Innere Ruhe.
- Es ist ein großes Vertrauen in die Wirkweise der Massage entstanden.
- Das Bedürfnis, durch diese Massage in der emotionalen Arbeit weiterzukommen, ist sehr hoch.

Ich hoffe sehr, dass ich mit meinen Beschreibungen einen Beitrag leisten kann, um irgendwann diese Massage in den Klinikalltag zu holen. Das wäre so wertvoll!«

13.1.4 Rückmeldung einer weiblichen Klientin

Die Klientin litt seit sehr langer Zeit an starken Kopfschmerzen und chronischen Verspannungen im Schulter- und Nackenbereich. Sie war zu dem Zeitpunkt seit drei Jahren in therapeutischer Behandlung und kam auf Empfehlung ihrer Psychologin.

Die Klientin erzählte sehr reflektiert von ihren aktuellen Ängsten und Sorgen und von ihrer lieblosen Kindheit. Den Schlüssel, mit dem sie ihre psychischen Einschränkungen durch den chronischen Kopfschmerz lösen kann, hat sie bislang nicht finden können.

Die Massageberührung wurde gut aufgenommen. Einzelne Körperteile, wie Beine, Arme und Finger, zuckten in verschiedenen Abständen. Die Klientin kam in Rückenlage des Öfteren zum Gähnen, worauf ein deutliches Schmatzen folgte.

Die Wirkung der Massage im Sinne des Wohlgefühls hielt bis zum Abend. Am nächsten Morgen waren alle Empfindungen diesbezüglich weg. 14 Tage später erlebte sie in ihrer psychotherapeutischen Behandlung ein Flashback: Während des Badens entglitt sie als achtmonatiges Kind den haltenden Händen ihrer Mutter und kam mit dem Kopf unter Wasser. Der Reflex des Zusammenziehens des Rachens wurde ausgelöst. Das war der Schlüssel, den sie gesucht hatte. Die therapeutische Aufarbeitung des Traumas erfolgte im Anschluss im psychotherapeutischen Kontext mir ihrer Psychologin.

13.1.5 Rückmeldung eines männlichen Klienten

»In dem Vorgespräch entwickelte sich bereits ein sehr gutes Gefühl gegenüber meiner Therapeutin. Ich fühlte mich sofort wohl, auch mit dem Setting des Massagestudios.

Ich empfand es als außerordentlich angenehm, dass das Öl vorgewärmt war. Von der ersten Berührung an konnte ich mich vertrauensvoll hingeben. Ich genoss die langsamen Streichungen sehr.

Ich hatte keine abschweifenden Gedanken, war völlig im Spüren, in Achtsamkeit gegenüber allem, was in diesem Moment entstand, und auch zu keinem Zeitpunkt schläfrig. Eine ›Problemstelle‹ am unteren Rücken (ich war zwei Tage vorher auf einem Spaziergang mit unserem Hund bei Glatteis auf den Rücken gefallen) bekam intuitiv genau das richtige Maß an Zuwendung und ›Trost‹. Genauso genussvoll empfing ich die Massage auf der Körper-Vorderseite. Es entwickelte sich schnell ein Gefühl tiefer Geborgenheit.

Als besonders schön nahm ich die Haltegriffe unter der Schulter hindurch auf beiden Seiten wahr. Ich empfand mich auch zu keinem Zeitpunkt als wirklich nackt.

Ich fühlte mich nach der Massage vollkommen wohl in meiner Haut, frei von belastenden Gedanken oder negativen Gefühlen. Hatte im Gegenteil das Gefühl, dass so etwas wie Streiten oder Ähnliches in diesem Zustand völlig unmöglich gewesen wäre.

Von der Therapeutin fühlte ich mich wirklich angenommen.

Ihre Rückmeldung dessen, was sie selbst während der Massage wahrgenommen hatte, deckte sich mit meinen Empfindungen.

Der Blick in den Spiegel zeigte ein entspanntes Gesicht mit offenem Blick und einem freundlichen Lächeln. Ich spürte eine emotionale Weichheit und sogar einige wenige Tränen.

Die Massage war eine wundervolle Erfahrung, die ich sehr gerne erneut erleben möchte, und ich könnte mir auch gut vorstellen, mich vertrauensvoll zu öffnen, um therapeutische Prozesse zu durchleben.

Frau Kiebgis empfand ich als sehr warmherzig und einfühlsam, mit tiefem Verständnis. Für dieses Geschenk möchte ich mich nochmals herzlich bei ihr bedanken.«

13.1.6 Rückmeldung eines männlichen Klienten

»Ich danke dir, dass ich deine Psychoaktiven Massagen erleben darf. Das erste Mal war wirklich gut und verständlich erklärt – der Zugang war gelegt. Das zweite Mal ist schwer zu beschreiben, aber war überwältigend. Wie ein Kinofilm meiner Seele, der mir erklärt, wer und was ich bin und woher ich komme. Oder ein Tattoo meiner Vergangenheit, das erst durch deine Berührung ein spürbares Bild auf der Haut abgibt. Ich fühle mich wirklich sehr gestärkt und bestätigt und natürlich auch entspannt. Als Physiotherapeut muss ich hier sagen, dass sich Körper und Seele/Geist einfach nicht trennen lassen, wenn man Spannungen im Körper reguliert haben möchte!«

13.1.7 Rückmeldung einer weiblichen Klientin

»Erstaunlich! – Und sehr überzeugend! Ich finde bei dieser Art der Massage, dass sie nie dasselbe ist wie beim letzten Mal, sondern jedes Mal eine andere Qualität hat, andere Muskelgruppen anspricht, andere Stärke ausstrahlt – immer aber zu dem passt, wie es mir gerade geht und was ich mitbringe.

Diese Art der Massage ist völlig auf das derzeitige Befinden des Individuums abgestimmt und beinhaltet eine große Aufmerksamkeit füreinander: Das ist es, was mich jedes Mal wieder völlig dankbar macht! Ich fühle mich als ganzer Mensch wahrgenommen, nicht bewertet, sondern angenommen in dem, was ich gerade ausstrahle.

Die Psychoaktive Massage nach Frau Kiebgis ist wie ein freundlicher Spiegel, der mir hilft, mein derzeitiges Selbstbild mit Wertschätzung und Liebe anzuschauen. Das rührt mich oft zu Tränen und verhilft mir zu einer tiefen Entspannung.«

13.2 Beispiel eines Orientierungsgesprächs für den Ablauf der Psychoaktiven Massage

»Die Massage beginnt auf der Rückseite Ihres Körpers. Legen Sie sich bitte auf den Bauch und mit dem Gesicht in das Kopfteil. Die Massage dauert dann ca. 25 bis 30 Minuten. Danach bitte ich Sie, sich umzudrehen. Dabei müssen Sie sich *nur eines merken*: Rutschen Sie soweit hinunter, dass Ihr Kopf auf der Massagebank liegt, denn ich nehme das Kopfteil ab. Das ist das *Einzige*, was Sie sich *merken müssen*.«

Es ist wichtig, dass die Klientin sich völlig dem Erleben anvertrauen kann, ohne sich Gedanken darüber zu machen, wann die Massage beginnt, wie sie verläuft und wann sie endet. In diesem Fall weiß die Klientin, dass sie sich *nur eines* merken muss.

»Dann beginnt die Massage auf der Vorderseite, mit Nacken und Gesicht. Das dauert auch ca. 25 bis 30 Minuten. Nach der Massage gehe ich raus und hole warme Tücher. Damit wird Ihr Körper nochmals abgerieben. Das Ende der Massage merken Sie ganz eindeutig. Ich gehe dann aus dem Zimmer und Sie können sich in Ruhe wieder ankleiden, ich komme dann wieder zu Ihnen zurück.«

Eine kleine Pause machen und dann:
»Wenn Sie auf dem Rücken liegen, lege ich Ihnen einen Lichtschutz auf die Augen, damit Sie weiter gut entspannen können.
Während der Massage sind Sie immer mit diesem Tuch abgedeckt. Ihre Intimität ist jederzeit bewahrt. Nur die Körperbereiche, die massiert werden, werden aufgedeckt. Das Auf- und Abdecken ist in den Massagefluss eingewoben.
Es ist gut, wenn Sie sich ganz entkleiden. Gerne können Sie einen Massageslip tragen, wenn Sie sich damit wohler fühlen. Ihre eigene Wäsche sollten Sie nicht tragen.
Während der Massage vermeiden wir Gespräche, sodass der Körper und Sie selbst die Ruhe haben, die Berührungen zu erfahren. Sollte irgendetwas Sie stören, bitte sagen Sie ein »Stopp« oder heben Sie eine Hand, ich werde dann sofort darauf reagieren.
Haben sie noch Fragen?
Gibt es etwas, was Sie noch sagen möchten oder was ich wissen sollte?«

GABRIELE MARIELL KIEBGIS

13.3 Meditationsanleitung »Reise in das Innengesicht«

Setze dich bequem auf deinen Stuhl. Schließe die Augen und bilde um dich herum einen schützenden Kokon. Atme dreimal tief ein und langsam aus. Beim Ausatmen lockere dich und spüre in deine Füße, die den Boden berühren. Nimm deinen sitzenden Körper wahr und lass die eine oder andere Anspannung absinken.

Atme ruhig und tief.

Beginne jetzt die Reise in dein inneres Gesicht. Schaue von innen durch deine Augen. Entspanne dich. Schließe deine Augen ohne Druck. Nimm das Licht wahr, das von draußen hereinfällt. Verfolge das leichte Flackern der Augenlider. Nimm dich wahr, bleibe ruhig. Nimm Kontakt mit deinen Augenbrauen auf, gehe mit deinem inneren Blick über die Linie von der Augeninnenseite zu Augenaußenseite. Mach das mit beiden Augenbrauenbögen. Gehe nun an die Stelle zwischen deinen Augen. Spüre dort hinein. Ziehe die Augenbrauen zusammen und spüre erneut die Linie deiner Augenbrauen. Entspanne dich wieder. Wiederhole das Zusammenziehen und nimm dein Gesicht wahr.

Entspanne wieder.

Gehe nun in deine Stirn. Taste mit deinem inneren Blick die ganze Fläche der Stirn ab. Runzel deine Stirn, kräftig, und spüre erneut die ganze Fläche der Stirn. Bewege deine Stirn. Ziehe sie nach oben und dann nach unten. Achte auf dein Gefühl. Gehe nun an die Schläfen.

Atme ruhig und tief.

Stelle dir nun vor, du legst deine Zeigefinger in die kleine Mulde an den Schläfen. Spüre dem Gefühl nach, das bei dieser Vorstellung entsteht.
Gehe nun zu deinen Wangenknochen. Wie erhaben nimmst du sie wahr? Gehe mit deiner Aufmerksamkeit zu den inneren Wangenflächen. Schaue nicht von außen, schaue von innen.
Nimm nun das Wangenfleisch zwischen deine Zähne und ziehe es kräftig in den Mundinnenraum. Beiße behutsam mit den Zähnen auf das Fleisch. Bleib so für einen Moment. Nimm das Fleisch aus den Zähnen und beiße nun die Zähne zusammen. Spürst du dabei, was in deinem Gesicht passiert? Verändert sich die Position deiner Augen, der Augenbrauen, der Stirn? Wie fühlt sich der Mund dabei an? Welches Gefühl ist anwesend? Lass dir Zeit. Wiederhole, wenn du magst, die Übung.

Lass jetzt alles los.

Gehe nun mit deinem Gewahrsein an das Kinn. Erspüre seine Form, schiebe es langsam nach vorne. Welches Gefühl entsteht jetzt? Wie verändert sich deine Mimik? Entspanne alles. Ziehe jetzt das Kinn in Richtung Hals, versuche zu schlucken. Was geschieht jetzt?

Lass jetzt alles los.

Gehe zu deinem Mund. Erforsche die Mundhöhle. Die Zunge, die Zähne, den Speichel. Schlucke noch einmal.

Entspanne alles.
Atme tief und ruhig.

Gehe nun zu deinen Lippen. Schaue von innen. Deine Lippen sind einer der Ausgänge in deinem Gesicht zur Außenwelt. Presse die Lippen zusammen. Nimm dich wahr. Wie sind jetzt die Wange, das Kinn, die Stirnfalte?

Lass jetzt alles los.

Schau nun zwischen den Lippen nach draußen. Bleibe geschützt in deinem Innenraum, schaue nur für einen Moment durch den kleinen Spalt deiner Lippen in die Außenwelt. Wie fühlen sich jetzt deine Augen an, die Augenbrauen, die Wange, das Kinn?

Lass alles los.

Gehe in das Innere deiner Nase. Spüre den Schaft, die Nasenspitze. Die Nasenlöcher. Nimm den Atem wahr, den du langsam einziehst und der bis in deine Stirn und weiter strömt. Rieche für einen Moment den Geruch dieses Raumes. Öffne dabei die Nüstern, bewege die Nasenflügel. Wie fühlt sich jetzt dein Gesicht an?

Lass jetzt alles los.
Atme ruhig und tief.

Spüre nun dein ganzes Gesicht. Gehe mit deiner Aufmerksamkeit nun zu deinen Händen. Spüre die rechte Hand und die linke Hand. Spüre in deine Fingerkuppen. Fühle jetzt nach, welche Berührung dein Gesicht möchte. Lass dir Zeit. Beginne langsam, mit der Hand oder mit beiden Händen dorthin zu gehen, wo dein Gesicht eine Berührung wünscht.

Folge!

Reibe nun deine beiden Handflächen ineinander und lege sie auf deine Augen. Spüre die Wärme deiner Hände. Öffne in dieser Geborgenheit langsam deine Augen. Löse behutsam deine Hände. Schaue niemanden an. Lass dir Zeit. Spüre dein Gesicht.
Wenn du soweit bist, beginne mit dem Schauen. Schaue mit sanftem Blick in deine Umgebung und dann in ein anderes Gesicht. Bleibe behutsam, schaue diskret.

Bleibe ruhig. Atme!

Literatur

Ackerley R, Backlund Wasling H, Liljencrantz J, Olausson H, Johnson RD, Wessberg J (2014). Human C-tactile afferents are tuned to the temperature of a skin-stroking caress. J Neurosci 34(8): 2879–2883. doi: 10.1523/JNEUROSCI.2847-13.2014.

Arnold MM, Müller-Oerlinghausen B, Hemrich N, Bönsch D (2020). Effects of psychoactive massage in outpatients with depressive disorder: A randomized controlled mixed-methods study. Brain Sci 10(10): 676. doi: 10.3390/Brainsci 10100676.

Baumgart S, Müller-Oerlinghausen B, Schendera CFG (2011). Wirksamkeit der Massagetherapie bei Depression und Angsterkrankungen sowie bei Depressivität und Angst als Komorbidität. Eine systematische Übersicht kontrollierter Studien. Phys Med Rehab Kuror 21: 167–182.

Baumgart S, Baumbach-Kraft A, Lorenz J (2020). Effect of psychoregulatory massage therapy on pain and depression in women with chronic and/or somatoform back pain: A randomized controlled trial. Brain Sci 10(10): 721. doi: 10.3390/Brainsci 10100721.

Berlin Institute of Health (BIH) (2022). Wie bedrohlich ist Long COVID? Podcast vom 16. Mai 2022, Folge 38; www.bihealth.org/de/aktuell/wie-bedrohlich-ist-long-covid (letzter Zugriff: 30. 10. 2022).

Bhagwan R (1994). Sprengt den Fels der Unbewusstheit. Ein Darshantagebuch. Köln: Osho-Verlag.

Casio CJ, Moore D, McGlone F (2019). Sozial tousch and human development. Dev Cogn Neurosci 35: 5–11. doi: 10.1016/j.dcn.2018.04.009.

Ceunen E, Vlaeyen JWS, van Diest I (2016). On the Origin of Interoception. Front Psychol 7: 743. doi: 10.3389/fpsyg.2016.00743.

Chen WG, Schloesser D, Arensdorf AM, Simmons JM, Cui C, Valentino R, Gnadt JW, Nielsen L, Hillaire-Clarke CS, Spruance V, Horowitz TS, Vallejo YF, Langevin HM (2021). The Emerging Science of Interoception. Sensing, Integrating, Interpreting, and Regulating Signals within the Self. Trends Neurosci 44(1): 3–16. doi: 10.1016/j.tins.2020.10.007.

Craig AD (2003). Interoception. The sense of the physiological condition of the body. Curr Opin Neurobiol 13(4): 500–505. doi: 10.1016/s0959-4388(03)00090-4.

Deutsche Fatigue Gesellschaft e. V. (2022). https://deutsche-fatigue-gesellschaft.de/fatigue/ursachen/ (letzter Zugriff: 21. 10. 2022).

Dryden T, Moyer CA (eds) (2012). Massage Therapy. Integrating Research and Practice. Champaign, IL: Human Kinetics.

Eggart M, Lange A, Binser MJ, Queri S, Müller-Oerlinghausen B (2019). Major depressive disorder is associated with impaired interoceptive accuracy. A systematic review. Brain Sci 9(6): 131. doi: 10.3390/brainsci9060131.

Field T (2001). Touch. Cambridge, London: MIT Press.

Fox MR (2022). Berühren und berührt werden – Körperkontakt in Alltag und Klinik; www.mariofox.de/attachments/article/492/Ber%C3%BChren.pdf (letzter Zugriff: 21. 10. 2022).

Fuchs T (2000). Leib, Raum, Person. Stuttgart: Klett-Cotta.

Fuchs T (2020). Randzonen der Erfahrung. Beiträge zur phänomenologischen Psychopathologie. Freiburg, München: Karl Alber.

Garfinkel SN, Seth AK, Barrett AB, Suzuki K, Critchley HD (2015). Knowing your own heart. Distinguishing interoceptive accuracy from interoceptive awareness. Biol Psychol 104: 65–74. doi: 10.1016/j.biopsycho.2014.11.004.

Garfinkel SN, Manassei MF, Hamilton-Fletcher G, den Bosch Y in, Critchley HD, Engels M (2016).

Interoceptive dimensions across cardiac and respiratory axes. Philos Trans R Soc Lond B Biol Sci 371(1708): 0160014. doi: 10.1098/rstb.2016.0014.

Helmbold A (2007). Berühren in der Pflegesituation. Intentionen, Botschaften und Bedeutung. München: Hogrefe.

Hüther G (2017). Wie die Freude am Lernen zerstört wurde. berlinconcerts, 14. 01. 2017; www.youtube.com/watch?v=a46LuoXrWdw (letzter Zugriff: 30. 10. 2022).

International Association for the Study of Affective Touch (IASAT) (2022). »Berührungsverhalten und Wohlbefinden während der COVID-19-Pandamie«. Studie des Instituts für Psychologie der Universität der Bundeswehr (München, Deutschland) in Zusammenarbeit mit der Liverpool John Moores University (Liverpool, United Kingdom); https://touch-wellbeing.herokuapp.com/?src=new (letzter Zugriff: 30. 10. 2022).

Jänig W (2011). Mechanical allodynia generated by stimulation of unmyelinated afferent nerve fibres. J Physiol 589(Pt 18): 4407–4408. doi: 10.1113/jphysiol.2011.217083.

Keleman S (1995). Verkörperte Gefühle. Der anatomische Ursprung unserer Erfahrungen und Einstellungen. 2. Aufl. München: Kösel.

Khalsa SS, Adolphs R, Cameron OG, Critchley HD, Davenport PW, Feinstein JS, Feusner JD, Garfinkel SN, Lane RD, Mehling WE, Meuret AE, Nemeroff CB, Oppenheimer S, Petzschner FH, Pollatos O, Rhudy JL, Schramm LP, Simmons WK, Stein MB, Stephan KE, van den Bergh O, van Diest I, Leupoldt A v, Paulus MP (2018). Interoception and Mental Health. A Roadmap. Biol Psychiatry Cogn Neurosci Neuroimaging 3(6): 501–513. doi: 10.1016/j.bpsc.2017.12.004.

Kiebgis G, Eggart M, Thormählen C, Müller-Oerlinghausen B (2018). Psychophysische Kurzzeit- und Langzeiteffekte einer einmaligen Massageanwendung – Ergebnisse einer naturalistischen Studie. Phys Med Rehab Kuror 28(02): 120–128. doi: 10.1055/s-0043-124471.

Korte M (2020). The impact of the digital revolution on human brain and behavior: where do we stand? Dialogues Clin Neurosci 22(2): 101–111.

Krieger D (2004). Therapeutic touch – die Heilkraft unserer Hände. Stuttgart: Lüchow.

Lu Y, Perl ER (2003). A specific inhibitory pathway between substantia gelatinosa neurons receiving direct C-fiber input. J Neurosci 23(25): 8752–8758.

Morrison I (2016). ALE meta-analysis reveals dissociable networks for affective and discriminative aspects of touch. Hum Brain Mapp 37(4): 1308–1320. doi: 10.1002/hbm.23103.

Moyer CA (2008). Affective massage therapy. Int J Ther Massage Bodywork 1: 3–5.

Müller SM, Winkelmann C, Grunwald M (2022). Lehrbuch Haptik. Grundlagen und Anwendung in Therapie, Pflege und Medizin. Berlin, Heidelberg: Springer.

Müller-Oerlinghausen B, Eggart M (2020). Touch research – quo vadis? A plea for high-quality clinical trials. Brain Sci 11(1): 25. doi: 10.3390/brainsci11010025.

Müller-Oerlinghausen B, Kiebgis GM (2018). Berührung – warum wir sie brauchen und wie sie uns heilt. Berlin: Ullstein leben.

Müller-Oerlinghausen B, Kiebgis GM (2021). Wie kann professionelle heilsame Berührung Menschen mit einer Krebserkrankung helfen? momentum 4: 7–11.

Müller-Oerlinghausen B, Berg C, Scherer P, Mackert A, Moestl HP, Wolf J (2004). Wirkungen einer »Slow Stroke«-Massage als komplementäre Therapie bei stationären depressiven Patienten. Ergebnisse einer kontrollierten Studie (SeSeTra). Dtsch Med Wochenschr 129: 1363–1368.

Müller-Oerlinghausen B, Berg C, Droll W (2007). Die Slow Stroke Massage als ein körpertherapeutischer Ansatz bei Depression. Psychiatr Prax 34 Suppl 3: S305–S308. doi: 10.1055/s-2007-070988.

Müller-Oerlinghausen B, Eggart M, Norholt H, Gerlach M, Kiebgis GM, Arnold MM, Moberg KU (2022). Berührungsmedizin – ein komplementärer therapeutischer Ansatz unter besonderer Berücksichtigung der Depressionsbehandlung. Dtsch Med Wochenschr 147(4): e32–e40. doi: 10.1055/a-1687-2445.

Neitzert R (2022). Psychosoziale Betreuung und therapeutische Kommunikation in der Anästhesie. In: Knipfer E, Kochs E (Hrsg). Klinikleitfaden Anästhesiepflege. 4. Aufl. München: Urban & Fischer; 11–23.

Olausson H, Wessberg J , Morrison I, McGlone F (eds) (2016). Affective Touch and the Neurophysiology of CT Afferents. New York: Springer.

Ott M, Singer M, Brisch K, Schubert C (2019). Körperlich-seelische Berührungen im Fokus der Psychoneuroimmunologie. Schmerzpatient 2(2): 66–75. doi: 10.1055/a-0823-0697.

Ott M, Hannemann J, Singer M, Fritzsche K, Burbaum C, Fuchs D, Schubert C (2022). Psychoneuroimmunologische Effekte von Techniken aus dem Komplementär- und Alternativmedizinischen (KAM) Behandlungsspektrum: Zusammenfassung bisheriger Ergebnisse aus einer integrativen Einzelfallstudie an einer Brustkrebsüberlebenden. Existenzanal 39(1): 58–72.

Papendieck A (2016). Touch to Go. Vom Wert der professionellen Distanz in körpertherapeutischen Behandlungen. Dreieich: Anne Papendieck.

Pohl H (2010). Unerklärliche Beschwerden? Chronische Schmerzen und andere Leiden körpertherapeutisch verstehen und behandeln. München: Knaur.

Reich W (2010). Charakteranalyse. Köln: Anaconda.

Reichert B (Hrsg) (2015). Massage-Therapie. Stuttgart: Thieme.

Rilke RM (1966). Sämtliche Werke. Band 6. Hrsg. von E. Zinn. Frankfurt/M.: Insel.

Schmidt W (2011). Dicker Hals und kalte Füße: Was Redensarten über Körper und Seele verraten – Eine heitere Einführung in die Psychosomatik. München: Goldmann.

Schubert C (2013). Psychoneuroimmunologie und Infektanfälligkeit. Z Komplementärmed 5(05): 17–23.

Schultchen D (2020). Interozeption und Gesundheit. Ansätze zur Veränderung interozeptiver Prozesse im präventiven und therapeutischen Kontext. Ulm: Universität Ulm, Diss.

Seal RP, Wang X, Guan Y, Raja SN, Woodbury CJ, Basbaum AI, Edwards RH (2009). Injury-induced mechanical hypersensitivity requires C-low threshold mechanoreceptors. Nature 462(7273): 651–655. doi: 10.1038/nature08505.

Singer M, Schubert C (2014). Psychoneuroimmunologie – Kein Körper ohne Seele. UGB*forum* 6: 270–273.

Stern ER, Grimaldi SJ, Muratore A, Murrough J, Leibu E, Fleysher L, Goodman WK, Burdick KE (2017). Neural correlates of interoception. Effects of interoceptive focus and relationship to dimensional measures of body awareness. Hum Brain Mapp 38(12): 6068–6082. doi: 10.1002/hbm.23811.

Storch M, Cantieni B, Hüther G, Tschacher W (2017). Embodiment. Die Wechselwirkung von Körper und Psyche verstehen und nutzen. 3. Aufl. Bern: Hogrefe.

Strigo IA, Craig AD (2016). Interoception, homeostatic emotions and sympathovagal balance. Philos Trans R Soc Lond B Biol Sci 371(1708): 20160010. doi: 10.1098/rstb.2016.001.

Tauch JW (2012). Wie wichtig ist Berührung in der Pflegebeziehung? bcs.marketing GmbH.

Universität der Bundeswehr München (2021). »Wie die Pandemie unser Berührungsverhalten verändert«, 06. 07. 2021; www.unibw.de/home/news-rund-um-corona/social-bridges-wie-die-corona-pandemie-unser-beruehrungsverhalten-veraendert (letzter Zugriff: 30. 10. 2022).

Uvnäs Moberg K (2016). Oxytocin, das Hormon der Nähe. Berlin, Heidelberg: Springer Spektrum.

Weineck F, Messner M, Hauke G, Pollatos O (2019). Improving interoceptive ability through the practice of power posing. A pilot study. PLoS One 14(2): e0211453. doi: 10.1371/journal.pone.0211453.

Die Autoren

Gabriele Mariell Kiebgis ist Massage- und Körpertherapeutin mit langjähriger Erfahrung in verschiedenen Behandlungsmethoden (u.a. psychodynamische Körper- & Energiearbeit, Biodynamische Psychologie, Gestalt-Körpertherapie, Atem & Bewegung, Biodynamische Massage nach Gerda Boyesen, Prozessorientierte Einzelarbeit), sie ist Ausbilderin in der Psychoaktiven Massage, VHS-Dozentin, Autorin und Gründerin des Instituts für Psychoaktive Massage und Berührungsmedizin.

Kiebgis hat eine spezielle psychoaktive Massagetechnik entwickelt, die sie in berufsbegleitenden Fortbildungen unterrichtet und gemeinsam mit Prof. Müller-Oerlinghausen auch wissenschaftlich untersucht und betreut.

Michaela Maria Arnold, Dr. med., ist Ärztin mit Erfahrung im Bereich Allgemein- und Arbeitsmedizin, Psychiatrie, Palliativmedizin und Naturheilverfahren. Ihre erste Berufsausbildung zur staatlich anerkannten Masseurin am Universitätsklinikum Würzburg hat zu intensiver Auseinandersetzung mit therapeutischer Berührung geführt. Im späteren Medizinstudium hat sie im Rahmen ihrer Promotion zur Wirksamkeit Affektregulierender Massagetherapie (ARMT) bei leicht- und mittelgradiger Depression geforscht. Sie gehört zu den Gründungsmitgliedern der »Deutschen Gesellschaft für Berührungsmedizin« (DGfBM) und arbeitet in eigener Praxis für Berührungsmedizin in Würzburg.

Gayaneh Avanes Avakian arbeitete zunächst als Ärztin im Fachbereich der Anästhesie und Intensivmedizin. Zeitgleich Ausbildung zur Psychoaktiven Massagepraktikerin. Nach Abschluss der massagetherapeutischen Ausbildung wechselte sie den Fachbereich und arbeitet nun als Ärztin in Weiterbildung für Psychosomatische Medizin und Psychotherapie in einer psychosomatischen Klinik im Allgäu. Durch ihren medizinisch-wissenschaftlichen Hintergrund, ihre klinische Erfahrung und die gleichzeitige Arbeit als Massagepraktikerin vermittelt sie insbesondere die Verknüpfung der klassischen Schulmedizin mit der Psychoaktiven Massage als komplementär- bzw. integrativ-medizinische Behandlungsmethode.

Susanne Carla Joos arbeitete über 30 Jahre als professionell Pflegende in einer großen schulmedizinischen Akutklinik und führte dort naturheilkundliche komplementäre Pflegemethoden ein. Achtsame Berührungen in der professionellen Pflege sind ihr zentrales Thema und ihr Bogen spannt sich von der Anwendung bei Frühgeborenen bis zu Menschen am Lebensende. Seit 2020 ist sie Praktikerin für Psychoaktive Massage nach GKM® und therapeutisch in einem Institut für Integrative Medizin tätig. Parallel arbeitet sie mit niedergelassenen ÄrztInnen und TherapeutInnen in eigener Praxis und begleitet Menschen in Krisen und schwierigen Lebenssituationen.

Christian Schubert, Univ. Prof. Dr. Dr. M. S.c., absolvierte sein Medizin- und Psychologiestudium in Innsbruck und ist ärztlicher Psychotherapeut (psychodynamische Psychotherapie). Er leitet seit 1995 das Forschungslabor für Psychoneuroimmunologie (PNI) an der Medizinischen Universität Innsbruck (MUI).

Sein wissenschaftlicher Schwerpunkt ist die Entwicklung eines Untersuchungsansatzes zur Erforschung psychosomatischer Komplexität: Die integrative Einzelfallstudie.

Schubert plädiert für ein neues Denken in Medizin und Forschung, das den ganzen Menschen im Blick hat. Er ist Autor zahlreicher Fachartikel, Buchkapitel und Bücher. Bei Schattauer erschien 2015 die zweite Auflage des Lehrbuchs »Psychoneuroimmunologie und Psychotherapie«.